准妈准爸"药"知道

主编 谢红娟 张 海

中国科学技术出版社
·北京·

图书在版编目（CIP）数据

准妈准爸"药"知道 / 谢红娟，张海主编 . — 北京：中国科学技术出版社，2024.6
ISBN 978-7-5236-0759-6

Ⅰ.①准… Ⅱ.①谢… ②张… Ⅲ.①孕妇—用药法 Ⅳ.① R984

中国国家版本馆 CIP 数据核字 (2024) 第 097979 号

策划编辑	丁亚红　孙　超
责任编辑	丁亚红
文字编辑	张凤娇
装帧设计	佳木水轩
责任印制	徐　飞

出　　版	中国科学技术出版社
发　　行	中国科学技术出版社有限公司
地　　址	北京市海淀区中关村南大街 16 号
邮　　编	100081
发行电话	010-62173865
传　　真	010-62179148
网　　址	http://www.cspbooks.com.cn

开　　本	889mm×1194mm　1/32
字　　数	94 千字
印　　张	4.25
版　　次	2024 年 6 月第 1 版
印　　次	2024 年 6 月第 1 次印刷
印　　刷	北京盛通印刷股份有限公司
书　　号	ISBN 978-7-5236-0759-6/R・3283
定　　价	46.00 元

（凡购买本社图书，如有缺页、倒页、脱页者，本社销售中心负责调换）

编著者名单

主　编　谢红娟　张　海
副主编　范　洁　黄一颖　胡雪峰
编　者　（以姓氏汉语拼音为序）
　　　　陈　兴　陈青山　底雪梅
　　　　冯　漪　郭爱洁　卢鑫强
　　　　魏丽雯　许伟杰　薛继杨
　　　　张莹莹　钟益炜　周　映
　　　　朱　瑜　朱志峰

内容提要

本书由妇产科临床药学服务、药学门诊、药学会诊的临床药师及临床医师共同编写。编者围绕备孕期、妊娠期、哺乳期的用药问题进行全面解答，文字简洁、表述深入浅出，通俗易懂，可帮助有备孕计划的适龄人群，以及妊娠期、哺乳期女性读者提高特殊时期安全用药意识，轻松了解各阶段用药的相关知识，减少用药带来的不良后果。书中内容涉及多种妊娠期合并症的用药问题，可供妇产科专业医护人员在实践中参考。

序 一

上海市第一妇婴保健院成立于1947年，是中国妇幼保健院中的先驱。谢红娟博士和她的同事多年来一直致力于药物对妊娠期胎儿影响的研究。在书中，对于备孕期、妊娠期、哺乳期和新生儿期的各种疾病，作者详细介绍了哪些药物可以使用，哪些药物不能使用。

因为胎儿对药物极其敏感，不能像母体一样代谢和消除，所以可能导致出生缺陷、流产、早产、死胎和低出生体重。我们不应该认为母亲吃了药对胎儿没什么大影响，更不应该因为担心对胎儿产生不良结局而抗拒用药，我们必须始终权衡利弊。

谢博士和她的团队分享了他们丰富的经验和知识，提出通过药物安全等级、用药时间、药物剂量、给药途径、药物体内代谢等因素对妊娠期用药进行药学综合评估，帮助准妈准爸安全用药，消除顾虑。本书对指导准妈准爸合理用药具有很强的实用性。

教授、前院长（退休）
桑福德大学、健康科学学院、
麦克沃特药学院

序 二

众所周知，药物是一把双刃剑。孕产妇是一个特殊群体，药物使用不当，不但会影响母体的健康，还会影响胎儿的生长发育。由于人们对优生优育的重视和对用药知识的缺乏，孕期女性常常会错误地认为用药就会对胎儿造成伤害，导致胎儿不良出生结局，甚至畸形。实际上，有些药物使用不当的确会导致胎儿畸形或不良出生结局，但也有很多药物在孕期是可以安全使用的。目前，国内关于孕期及孕期前后用药的科普图书少之又少，国内迫切需要一部针对妊娠期用药常见问题的科普读物，以解决困扰准爸准妈的各种用药问题。

谢红娟和张海两位专家带领的药学团队多年来一直致力于孕产妇的合理用药工作，依托于上海市第一妇婴保健院药学门诊的工作经验，充分了解有关妊娠的用药需求和用药担忧，为近4000名女性进行了妊娠期用药风险评估，为准妈妈们的安全用药保驾护航。

本书是针对日常门诊中患者经常担心的用药问题进行的科普解答，语言通俗易懂，实用性极强。主编所在的医院作为上海乃至全国知名的妇产专科医院，年分娩量曾连续数年高居全国之首，处理过各种各样的用药问题，积累了丰富的经验，相信书中的各种用药科普会让准妈准爸受益匪浅。

主任医师，教授
同济大学附属妇产科医院
中华医学会围产医学分会第五届主任委员
亚太母胎医学专家联盟主席

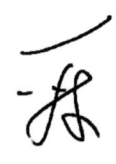

前 言

药物可以通过胎盘直接影响胎儿，也可以通过引起母体发生变化而间接影响胎儿。因此，在孕期合理用药，对保障母儿的安全，维护胎儿的正常发育和健康成长，有着十分重要的意义。本书围绕备孕期、妊娠期、哺乳期等女性特殊生理时期关注的各种用药问题，以国内外循证医学为依据，结合药学门诊的日常实践，为读者提供系统、全面、安全合理的用药科普知识。

本书的编者均为妇产科临床药学服务、药学门诊、药学会诊的临床药师和临床医师，有着丰富的临床用药指导经验，对备孕期、妊娠期、哺乳期各种用药问题十分熟悉。因此，书中所述对提高女性特殊时期安全用药意识，减少用药带来的不良后果，保障准妈准爸的身心健康，促进优生优育，具有良好的促进作用。

希望本书的出版，能为有备孕计划的适龄人群，以及妊娠期、哺乳期女性提供用药的有益参考。

目 录

备孕篇

女性备孕 ··· 002

  1. 备孕期和妊娠期祛痘，用药要谨慎！ ···································· 002
  2. 备孕时，先列"药品禁忌"清单！ ·· 002
  3. 如何正确服用复方避孕药？ ·· 003
  4. 常吃避孕药会导致不孕吗？ ·· 004
  5. 停用复方口服避孕药多久可以备孕？ ···································· 005
  6. 备孕期用药，需要注意哪些方面？ ······································ 005
  7. 患慢性病，备孕期可以停药吗？ ··· 006
  8. 备孕期该如何选择降压药？ ·· 007
  9. 想备孕，这些调血脂药赶紧停了！ ······································ 008
  10. 服药后要间隔多久才能怀孕？ ··· 008
  11. 体外受精如何补充黄体酮？ ·· 010
  12. 叶酸代谢障碍人群应该怎样服用叶酸？ ······························ 012

男性备孕 ··· 013

  1. 男性需要备孕吗？ ·· 013
  2. 男性备孕需要吃什么？ ··· 014
  3. 听说，男性补锌可以补精？ ·· 016
  4. 男性备孕要吃叶酸吗？ ··· 016
  5. 这些药物可能影响男性生育力！ ··· 016

妊娠篇

孕期用药 020

1. 早孕试纸检测为阴性，可以放心用药吗？ 020
2. 孕期用药，为何要一直非常小心？ 021
3. 药物是如何通过羊水循环影响胎儿健康的？ 023
4. 孕早期用药会致畸？ 023
5. 孕期不小心服用了可严重致畸的药物，这个孩子一定不能要吗？ 026
6. 孕期吃中药比西药更安全？ 027
7. 吃了紧急避孕药后还是怀孕了，会对宝宝有影响吗？ ... 028
8. 紧急避孕药一年只能吃 3 次？ 029
9. 孕早期使用了左氧氟沙星该怎么办？ 030
10. 孕期禁用甲硝唑？说明书挖了一个大坑 031
11. 孕期使用低分子肝素对胎儿真的没有影响吗？ 032
12. 打低分子肝素需要注意些什么？ 033
13. 外用皮质激素安全吗？ 035

孕吐 037

1. 什么是孕吐？ 037
2. 孕吐对准妈妈及胎儿有影响吗？ 038
3. 吐到怀疑人生，可以用镇吐药吗？ 038
4. 孕吐时应如何进行药物治疗管理？ 039
5. 孕期吃叶酸想吐怎么办？ 040
6. 如何缓解轻度孕吐？ 041
7. 吃姜可以缓解孕吐吗？ 041

ii

  8. 针灸及穴位按摩能缓解孕吐吗？ ········· 042

  9. 催眠法能缓解孕吐吗？ ················· 043

  10. 孕吐出现什么情况需要到医院检查治疗呢？ ······ 043

感冒、发热 ································· 045

  1. 准妈妈感冒了，哪些药物可以对症治疗？ ······· 045

  2. 感染甲型流感病毒怎么选药？ ············· 046

  3. 复方感冒药，不是想用就能用！ ············ 048

  4. 感冒发热，可以去药店自行选药服用吗？ ······· 049

  5. 头孢呋辛酯片吃少点会不会对胎儿更安全些？ ····· 049

糖尿病 ···································· 051

  1. 妊娠期糖尿病为何不推荐使用口服降血糖药治疗？ ··· 051

  2. 来自"糖妈"的担忧：注射胰岛素会影响宝宝吗？ ··· 052

  3. 胰岛素抵抗，可以补充肌醇 ·············· 052

  4. 肌肉肌醇、手性肌醇怎么选？ ············· 053

高血压 ···································· 055

  1. 孕期患高血压如何用药才好？ ············· 055

  2. 孕期服用降压药，有哪些注意事项？ ·········· 057

  3. 妊娠高血压综合征可以预防吗？ ············ 058

胃肠道疾病 ································· 060

  1. 孕期便秘怎么办？先别急着吃药！ ··········· 060

  2. 孕期拉肚子可以吃药吗？ ··············· 061

  3. 孕期患痔疮怎么办？ ················· 062

甲状腺疾病 ··· 063

1. 甲状腺问题会导致流产！如何用药？ ············· 063
2. 甲减妈妈，服用左甲状腺素钠片有讲究 ········· 064
3. 孕期甲减，饮食有特殊要求吗？ ····················· 065
4. 甲亢患者怀孕后一定要停药吗？ ····················· 065

其他疾病 ··· 067

1. 孕期失眠可以吃安眠药吗？ ····························· 067
2. 抑郁症患者怀孕了，可以继续服药吗？ ········· 067
3. 妊娠合并癫痫可以用药吗？ ····························· 068
4. 妊娠期哮喘，该如何用药？ ····························· 069
5. 孕期牙痛，可以吃药缓解吗？ ························· 070
6. 乙肝患者怀孕了，该如何用药呢？ ················· 070
7. 孕期患上过敏性结膜炎怎么办？ ····················· 071
8. 孕期反复患湿疹该怎么办？ ····························· 072
9. 孕期尿路感染，能用药吗？ ····························· 073
10. 孕期幽门螺杆菌感染怎么办？ ······················· 073
11. 孕期患了带状疱疹，又痒又痛，可以用药吗？ ··· 074
12. "脚气"来袭，准妈妈该怎么办？ ················· 074
13. 患霉菌性阴道炎，可以用药吗？ ··················· 075
14. 患上灰指甲可以用口服药吗？ ······················· 076

疫苗 ··· 078

1. 孕期接种流感疫苗问答 ····································· 078
2. 准妈妈可以接种 HPV 疫苗吗？ ······················· 079
3. 准妈妈能接种狂犬疫苗吗？ ····························· 080

4. 准妈妈注意了，这几种疫苗不能打！ ……………………… 080

补充剂 ……………………………………………………………… 082

1. 孕酮低，需要用药保胎吗？ ……………………………… 082
2. 孕期补充叶酸的正确方式 ………………………………… 083
3. 想提高免疫力，"天然保健品"可以吃吗？ …………… 084
4. 除了叶酸，孕期还需关注这种维生素！ ……………… 084
5. 孕期，你补维生素 D 了吗？ ……………………………… 085
6. 维生素 A，补过量容易致畸！ …………………………… 086
7. 维生素 B_{12} 缺乏，为什么用治疗周围神经病的药？ …… 087
8. 孕期到底要不要补 DHA？ ………………………………… 089
9. 钙，你补对了吗？ …………………………………………… 090
10. 五花八门的补钙产品，如何选择呢？ ………………… 092
11. 为什么怀孕后出现疲劳、失眠、脱发、皮肤干燥、
    口角炎？ …………………………………………………… 094
12. 蔗糖也能补铁？ …………………………………………… 095
13. 孕期科学补铁那些事 …………………………………… 095

其他困扰 ………………………………………………………… 098

1. 孕妇能做雾化吸入吗？ …………………………………… 098
2. 饮酒后发现怀孕了怎么办？ …………………………… 099
3. 准妈妈可以吃含咖啡因的食物吗？ …………………… 099
4. 怀孕了，到底能不能做 X 线检查？ …………………… 101
5. 害怕"辐射"，检查怎么办？ …………………………… 101

哺乳与宝宝照护篇

哺乳 104

   1. 这些用药原则，让宝妈哺乳期不踩雷！ 104

   2. 停药后多久可以继续哺乳？ 105

   3. 哺乳期防涨奶，可以吃蒲地蓝吗？ 106

   4. 哺乳期能不能吃拉贝洛尔片？ 107

   5. 孕期和哺乳期可以做幽门螺杆菌尿素呼气试验吗？ 108

   6. 哺乳期有脚癣，可以涂酮康唑乳膏和咪康唑乳膏吗？ 109

   7. 使用造影剂进行影像检查后还能哺乳吗？ 109

宝宝照护 111

   1. 发热宝宝如何合理使用退热药？ 111

   2. 宝宝腹泻，能喝口服补液盐吗？ 112

   3. 宝宝牙神经坏了，是孕期没吃叶酸的原因吗？ 113

   4. 强弱有别，宝宝使用外用激素要小心 113

   5. 宝宝需要补充维生素 D 吗？ 115

   6. 婴儿维生素 D 缺乏怎么补？ 115

   7. 如何给宝宝选鱼肝油、维生素 AD、维生素 D？ 116

   8. 益生菌，吃对了还是浪费了？ 117

   9. 宝宝多补 DHA，就会越聪明吗？ 119

备孕篇

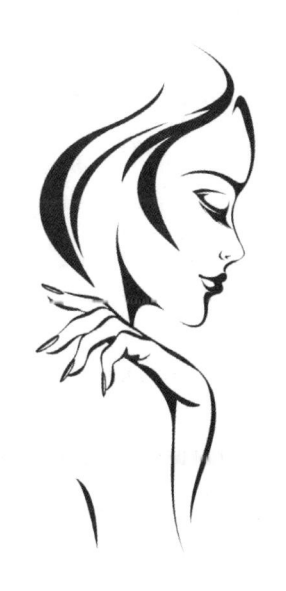

女性备孕

1. 备孕期和妊娠期祛痘，用药要谨慎[①]！

备孕女性：妊娠前 3 个月以上一般可以安全用药；如果备孕女性口服维 A 酸药物（妊娠分级 X）治疗痤疮，那么在治疗开始前 1 个月到停药后 3 个月内应严格避孕。

妊娠期女性：轻 – 中度痤疮以外用药治疗为主，其中外用维 A 酸类药物（如维 A 酸乳膏、异维 A 酸凝胶、阿达帕林凝胶）最好不用，过氧化苯甲酰可小面积谨慎用，外用壬二酸和克林霉素（妊娠分级 B）可放心使用；中 – 重度痤疮必要时可配合短期口服大环内酯类抗生素（尽可能避开妊娠期前 3 个月），但是四环素类，如米诺环素（妊娠分级 D）需禁用。

2. 备孕时，先列"药品禁忌"清单！

总有人问，吃药后发现怀孕了怎么办？其实，如果在备孕时就严格避免下列药物，就能够避免很多不必要的风险！

维 A 酸：育龄女性及其配偶在口服该药期间及服药前 3 个

[①] 引自《中国痤疮治疗指南（2019 修订版）》。

月和服药后1年内应严格避孕。

异维A酸：育龄女性或其配偶服药期间及服药前后3个月内应严格避孕。

阿维A：3年内有生育计划的女性禁用。

维胺酯：育龄女性在用药期间和停药后至少半年内需采取避孕措施。

利巴韦林：女性和男性患者用药期间及停药后6个月内应采取有效的避孕措施。

来氟米特：育龄女性在用药期间及停药后一段时间内采取有效的避孕措施，直到血药浓度监测确定体内已经没有药物为止。

沙利度胺：育龄女性在沙利度胺治疗前至少4周、治疗期间和停药后4周内应采取有效避孕措施，避免怀孕。男性患者在用药期间或停药后28日内与育龄女性有性接触时须使用避孕套。

疫苗：接种麻疹、风疹、腮腺炎三联减毒活疫苗或麻疹、风疹二联减毒活疫苗3个月内应避免怀孕。

3. 如何正确服用复方避孕药？

规律使用的避孕药一般是短效的复方口服避孕药（combined oral contraceptive，COC），由低剂量雌激素和孕激素组成，常用的COC有醋酸环丙孕酮炔雌醇片、屈螺酮炔雌醇片、去氧孕烯炔雌醇片等。

市面上常见的COC药物按给药方式可分为两种：①一盒21片的品种，每日1片，连服21天，停药7天后开始服用下一盒；

②一盒28片的品种，每日1片，前24天服用含有雌激素和孕激素的药片，后4天服用可能只是雌激素的药片，共28天，随后开始服用下一盒。

这类COC，还能保护生育力！但要看清楚，是这类COC，而不是房事之后的紧急避孕药（如左炔诺孕酮片）！

正确规范应用COC可以达到99%以上的避孕效果，减少流产导致的各种并发症，如女性输卵管堵塞、宫腔宫颈粘连、子宫内膜异位等，因此，由这些并发症引起的继发不孕的风险也就跟着降低了，保护了女性生殖健康。对于有月经失调、多囊卵巢综合征（polycystic ovary syndrome，PCOS）的女性，COC在避孕的同时，还有调理经期和治疗PCOS的作用。

4. 常吃避孕药会导致不孕吗？

当然不会。

无论是短效的COC，还是紧急避孕药，正确使用的情况下，药物本身不会引起不孕。如果因为不合理使用避孕药导致避孕失败，意外怀孕后去做人工流产，才容易对身体造成伤害和导致继发不孕。

短效的COC，如醋酸环丙孕酮炔雌醇片、屈螺酮炔雌醇片、去氧孕烯炔雌醇片等。这类药物含有低剂量雌激素和孕激素，长期正确规范应用可以达到99%以上的避孕效果。因为"短效"，停药几天后，药物成分就会被代谢排出体外，药物作用消失，就可以正常备孕、怀孕。但要注意，因为"短效""低剂量"，故需要坚持每日规律服用,才能保证自己处于"避孕状态",漏服容易导致意外怀孕!

紧急避孕药,如左炔诺孕酮片、米非司酮片等。紧急避孕药仅在无保护措施的"紧要关头"房事后使用,72小时内口服,避孕成功率为85%左右,有较大风险意外怀孕。由于紧急避孕药中激素含量比短效复方避孕药大许多倍,长期服用可能引起内分泌紊乱、月经失调,因此不建议太过频繁服用,更不能作为日常避孕。

5. 停用复方口服避孕药多久可以备孕?

COC可保护生育力,但如果想怀孕,一般要等到停用COC的第1个月经周期后,可以正常排卵就可以进行备孕了。

友情提示:对于非避孕目的,请勿擅自使用COC,应在医生/药师的指导下规范服用。

6. 备孕期用药,需要注意哪些方面?

备孕期间突然生病了能不能吃药?吃药后如果怀孕了会不会对胎儿有影响?这是适龄女性备孕时经常会遇到的疑问。下面就和大家说一说备孕期用药需要注意哪些方面。

备孕期用药一般分为两种情况。

第一种还未到排卵期,胚胎没有形成。如果这时生病了,应及早就医,早治疗,尽早痊愈。同时告诉医生自己正在备孕,请他尽量避免开具一些在体内滞留时间长的药物，如异维A酸、利巴韦林。

第二种已过了排卵期。那么这时候很可能已经受孕了，但因为孕周太小，还查不出来。对于这种情况，用药应该更加慎重。既不能随意用药，更不能有病不治，靠自己硬抗。因为与用药可能带来的不良影响相比，一些疾病如果不治疗，对母亲和胎儿的危害更大。

总的来说，备孕期用药需要注意以下几个方面：①尽量采用单药治疗，避免联合用药；②尽量选择临床使用时间长、结论安全的老药；③尽量采用最低有效安全剂量，最短有效疗程给药；④患有慢性疾病的夫妻双方，应在孕前与主治医生充分沟通，改用对胎儿安全或影响比较小的药物。

7. 患慢性病，备孕期可以停药吗？

患有慢性疾病的女性在备孕期间往往顾虑重重。她们既担心疾病难以控制，又担心用药会对孩子产生不良影响，有些女性甚至会采取自行停药的极端做法。

停药是否正确呢？显而易见肯定是不对的。因为与用药可能带来的不良影响相比，一些疾病如果不治疗，对母亲和胎儿的危害更大。

女性常见的慢性疾病有高血压、糖尿病、哮喘、甲状腺疾病和风湿性疾病等，需要长期服药。慢性病患者应该在病情稳定的情况下计划备孕。一般建议提前3～6个月与专科医生充分沟通，以便调整治疗方案，选择对胎儿影响小的药物。一方面，有利于怀孕后能继续使用该类药物，避免换药引起的病情波动；另一方面，可以避免因使用了具有致畸风险的药物，而对胎儿造成危害。例如，降压药"普利"类和"沙坦"类，会引起胎儿低血压、降低胎儿肾脏血流量、损害胎儿泌尿系统发育。如果怀孕期间服用，会导致流产、死胎、胎儿肾衰竭和先天性畸形等不良事件。因此建议在备孕期间，由医生充分监测评估后，更换为对妊娠相对安全的甲基多巴、拉贝洛尔、硝苯地平。

8. 备孕期该如何选择降压药？

随着生育政策的逐步放开，高龄的孕妈妈越来越多，由于怀孕本身就可能引起高血压，而高龄又是孕期高血压的一大风险因素，所以在备孕时就进行血压的评估和诊断，选择合适的降压药，可以对妊娠高血压起到重要的预防作用。

选择降压药一般分两种情况。

第一种，对于血压轻度偏高，没有用过降压药的女性，首选生活方式干预，比如饮食和运动。必要的时候再选择拉贝洛尔、硝苯地平等孕期使用相对安全的降压药。

第二种，对于已经在服用降压药的女性，先要停用孕期禁用的降压药，如"普利"类和"沙坦"类，并且在医生的指导下换用前文提到的孕期使用相对安全的降压药，等血压平稳后再备孕。

当然，不管哪种情况，在孕期都要注意定期监测血压，发现异常及时告知产检医生。

9. 想备孕，这些调血脂药赶紧停了[①]！

高脂血症通常是指血清中胆固醇、甘油三酯两者同时升高或者其中一个升高。血脂异常包括低密度脂蛋白胆固醇和高密度脂蛋白胆固醇异常。

正在备孕的女性，如果出现血脂异常，应在怀孕前尽可能控制血脂达标。而在备孕期使用调血脂药，需注意以下几点。

在所有调血脂药中，除了胆酸螯合剂以外的其他药物，备孕期使用均应提前停药。例如，他汀类药物建议停药3个月后妊娠；盐酸类药物建议至少停药4周后妊娠。

对于正在服用能被全身吸收的调血脂药的女性，在怀孕后应立即停药。除特殊情况外，妊娠期一般禁止给予调血脂药。

因此，对于妊娠期的血脂异常主要进行生活方式的干预与调整，如控制营养摄入、控制体重、适当运动、保持乐观的心情。

10. 服药后要间隔多久才能怀孕？

越来越多的准爸爸准妈妈随着"优孕优生"理念的宣传及普及，开始重视备孕这一环节，往往担心在备孕时期用药，会危害精子、卵子发育，从而影响未来宝宝的质量。可能有准爸爸准妈

---

① 引自《中国妇女孕前肥胖合并血脂异常的诊治路径》。

妈服药后被告知"吃了某种药，要停药3个月以后再怀孕"这样的建议。那么，备孕时服用药物，要间隔多久才能怀孕呢？

为什么会有停药至少3个月的说法？

从女性卵子发育角度分析，每个月经周期只排出一个成熟卵子，而这个卵子在排出前，从生长发育到成熟共需要约85天。从男性精子发育角度分析，男性每42～76天就会轮换一批新的精子。所以，停药至少3个月再怀孕，在卵子和精子相遇结合为受精卵的时候，卵子和精子都是没有受过药物暴露影响过的。

那么，所有药物都要停药至少3个月吗？

并不是！

原因一：并非所有的药物都会影响卵子和精子的发育和功能，而且存在高血压、哮喘、抑郁症、红斑狼疮、甲状腺功能亢进（简称甲亢）、甲状腺功能减退（简称甲减）等慢性病的患者备孕时也不能随意停药。

原因二：药物对生殖能力的影响，可以根据美国食品药品管理局（Food and Drug Administration，FDA）的药物妊娠期安全性分级来参考评估。A级、B级相对安全，可以使用；C级、D级要由专业医师或药师权衡利弊后，指导使用；X级禁止使用。

原因三：备孕期正在服用药物或正在进行慢性病治疗，要和主治医生沟通你的备孕计划，在孕前做好剂量调整或更换更安全的品种，在专业医生和药师指导下合理用药。

原因四：药物进入人体后处于一个动态的过程，也就是说，药物吸收后，会不断地从体内代谢、清除。我们通常以半衰期来衡量药物的清除时间。简单来说，半衰期就是人体血浆中的药物浓度下降 1/2 所需要的时间。

如果是可以停药的情况，一般而言，药品经过 5 个半衰期就可以完全排出体外，不会影响后面的卵子、精子发育。药物的半衰期在说明书里一般都有标注，可以查阅或咨询药师。

比如，用于退热的对乙酰氨基酚普通口服制剂的半衰期是 1～3 小时，停药后 1 天就可以清除。缓释制剂的半衰期约 6 小时，最多经过 2 天也能完全清除。

但也有一些药物储存在体内的滞留时间非常长，且具有明确的生殖毒性，不能简单以半衰期进行判断，用药后需要严格避孕 3～6 个月后才能怀孕。比如异维 A 酸、利巴韦林，以及预防麻疹、风疹、腮腺炎的疫苗。

11. 体外受精如何补充黄体酮[①]？

孕酮（又称黄体酮）是由卵巢黄体和胎盘分泌的一种天然孕激素，是目前用于黄体支持的主要孕激素，常用的给药途径有肌内注射、阴道给药及口服，不同给药途径在体内吸收和代谢的过程有所不同。

(1) 肌内注射

肌内注射黄体酮为油剂型黄体酮，注射后迅速吸收，无肝脏首过效应，生物利用度高。

优点：疗效确切，价格低廉，是人类辅助生殖技术（assisted

[①] 引自《黄体支持与孕激素补充共识》。

reproductive technology，ART）黄体支持的传统药物。

缺点：可能出现过敏反应，每日肌内注射不方便，注射部位疼痛及刺激易形成局部硬结。

常用剂量：20～100mg/d。

(2) 阴道给药

阴道用黄体酮是目前在 ART 黄体支持中，唯一一种可替代肌内注射黄体酮的制剂。常用剂型主要有黄体酮缓释凝胶和黄体酮胶囊。

优点：阴道用黄体酮主要在子宫局部发挥作用，给药后，阴道上皮细胞迅速吸收并扩散至宫颈、宫体，并完成从子宫内膜向肌层的扩散，及"子宫首过效应"，血清中孕激素浓度显著低于肌内注射黄体酮，可减少全身不良反应，且疗效相同、使用方便、无痛苦，已成为一些国家 ART 黄体支持的首选方案。

缺点：临床应用中，与肌内注射黄体酮相比，阴道用黄体酮较肌内注射黄体酮在黄体期阴道出血发生率高，但不影响 ART 妊娠结局，同时补充雌激素可减少阴道出血发生率，但不改变妊娠结局。

常用剂量：黄体酮缓释凝胶 90mg/d；微粒化黄体酮胶囊 300～800mg/d（分 3～4 次给予）。

(3) 口服给药

口服黄体酮剂型包括黄体酮胶囊和地屈孕酮，均存在首过效应。黄体酮胶囊口服后有效成分大部分经肝脏代谢分解，生物利用度低。

地屈孕酮与黄体酮胶囊相比，不良反应小，口服易吸收，生物利用度较高，肝脏负荷较小，使用更方便、耐受性更好。而且其代谢产物仍具有孕激素活性，副作用少，患者依从性好。有效剂量为 10～20mg/d。

禁忌证：①疑似或存在动、静脉血栓，以及有静脉炎、脑卒中等既往病史者（应慎用）；②患乳腺恶性肿瘤或生殖系统激素依赖性肿瘤，以及有明确孕激素治疗禁忌证者；③黄体酮过敏者。

12. 叶酸代谢障碍人群应该怎样服用叶酸？

大家都知道在备孕期和孕期服用叶酸可以预防胎儿神经管缺陷。但有些人即使吃了叶酸也会出现不明原因的流产、早产、低出生体重儿、新生儿神经管畸形、唇腭裂和先兆子痫等情况。出现这些情况可能的原因就是叶酸代谢障碍。

从全国范围来看，叶酸代谢障碍的人群，长江流域占 15%，而北方地区则高达 30% 左右。

有的人会问，多吃叶酸是否可以纠正叶酸代谢障碍导致的不良影响呢？答案是否定的。

过量服用叶酸可能会增加胎儿出生后患自闭症的风险。增加女性后期患乳腺癌、卵巢癌的概率。因此服用叶酸应该因人而异，吃得过多或过少，都不利于胎儿和孕妇的健康。

那怎么知道自身存在叶酸代谢障碍呢？其实很简单，你可以到医院做个叶酸 MTHFR 基因多态性检测，医生会根据检查结果帮你诊断，你只要根据医生的医嘱服用叶酸就可以了。

男性备孕

1. 男性需要备孕吗？

答案是肯定的。备孕不单单是女性的事情，为了孕育健康的宝宝，男性也需要备孕。

影响男性生育力的外界因素包括药物、抽烟、喝酒、辐射和环境中的化学污染等。这些因素都有可能会影响精子的数量和质量，破坏精子的 DNA。

精子数量少了，就不容易怀孕，甚至不育。精子质量不好，除了不容易怀孕以外，还有可能会导致流产和出生缺陷。

最典型的例子就是参加越南战争的美国士兵的后代患有很高比例的脊柱裂，原因可能与他们暴露在"橙剂"污染的环境中有关。

男性备孕期间需要戒烟戒酒。国外研究表明，吸烟者的精液质量全面恶化，吸烟越多，影响越大。每天喝酒的人与偶尔饮酒或从不饮酒者相比，精液质量显著下降。

有很多药物可能会影响精子的数量和质量，包括一些抗肿瘤药、降压药和抗菌药。常见的有环磷酰胺、硝苯地平、柳氮磺吡啶、四环素、红霉素、秋水仙碱等。大部分药物对男性生育力的不利影响是可逆的，但也有部分免疫抑制药及抗肿瘤药物可导致畸形、出生缺陷等严重不良反应。因此，男性在备孕期使用药物时，需予以慎重考虑。

为了胎儿的健康发育，备孕期间男性应当在医生或药师的指导下谨慎用药。

2. 男性备孕需要吃什么？

男性备孕三要素：①科学的生活方式，避免摄入有害物质；②必要、合理、平衡膳食营养摄入；③药物合理补充。

锌：锌可直接参与精子的生成和成熟等过程。精浆锌浓度低可影响精子数量；而精浆锌浓度升高则可导致精子活动力下降。因此，不能盲目补锌。

铁：男性体内铁含量过低可导致弱精症；而铁含量过高可导致精子活动力下降。因此，不能盲目补铁。

钙、镁和磷：钙和镁在精液中含量高，精子获能、顶体反应及活跃离不开钙和镁。精子密度异常的男性，血清钙、磷水平低于正常男性，可以适当补充。

硒：硒对男性生殖系统发育和改善精子活动力、维持精子正常形态和功能有重要作用。精液硒浓度低于正常时可引起男性不育，可以适当补充。

维生素 A：维生素 A 的代谢物维 A 酸可刺激诱导成年男性精原细胞分化，是精子生成的关键步骤，可以适当补充。

叶酸（维生素 B$_9$）：精液中叶酸浓度是血浆叶酸的 1.5 倍，叶酸缺乏与男性不育的发生密切相关。但是叶酸缺乏或者大剂量补充叶酸，对生殖细胞的发育都是有害的，因此不能盲目补充叶酸。

维生素 B_{12}：维生素 B_{12} 可以增加精子数量，还能提高精子活动力和减少精子的 DNA 损伤，同时也可以增强男性生殖系统功能，提高男性生育力，故可以适当补充。

维生素 C：精液中高浓度维生素 C 可使精子内的重要成分免受氧自由基损伤。男性摄取维生素 C 可显著提高精子浓度，还可改善精子活动力和形态，故可以适当补充。

维生素 D：维生素 D 缺乏会导致精子活动力下降，故可以适当补充。

维生素 E：维生素 E 可以改善精子活动力、数量和形态，故可以适当补充。

番茄红素：文献报道不育男性的血浆、精浆的番茄红素浓度均低于正常男性，故可以适当补充。

果糖：精浆果糖由血液中葡萄糖通过酶促反应在精囊中转变而成，是供精子利用的主要能量物质。精浆果糖浓度与活动精子数量、活动力密切相关。文献报道正常男性的精浆果糖浓度高于弱精子症男性，但体外研究表明，精浆果糖浓度过高或过低都会影响精子活动率。

柠檬酸：柠檬酸来自前列腺，在精浆中含量高，主要作用是络合钙离子，调节精浆钙离子浓度。文献报道不育男性的精浆柠檬酸浓度低于正常男性。

综上所述，男性备孕阶段应根据孕前检查的结果，合理补充矿物质和维生素类，但不能盲目补充，以免过量。

3. 听说，男性补锌可以补精？

锌可以直接参与精子的生成和成熟等过程，男性体内缺锌，可抑制脑垂体促性腺激素释放。精浆锌浓度低可影响精子数量，而精浆锌浓度过高则可导致精子活动力下降。因此，在备孕期计划补锌之前，先做孕前检查。若男性精子浓度低，活力也低，可考虑补锌，以提高精子数量；对于精子数量较少但活力正常的男性，补锌过程中应密切监测精子活动力，若活动力下降应停止补锌。

4. 男性备孕要吃叶酸吗？

精液中的叶酸浓度是血浆叶酸的 1.5 倍，叶酸缺乏与男性不育的发生密切相关。有研究表明，摄入叶酸的男性精子浓度显著高于安慰剂组。备孕男性可考虑补叶酸 0.4mg/d，并密切监测精子浓度。

但是叶酸缺乏或者大剂量补充叶酸，对生殖细胞的发育都是有害的，因此不能盲目补充叶酸，需要在医生的指导下进行。

5. 这些药物可能影响男性生育力！

男性生育力包括精子的数量、活动力、形态，也包含男性性功能的状况。一些药物可能对男性生育力产生不同程度的损害。下面罗列了一些常见的影响男性生育力的药物，备孕的准爸爸们在考虑迎接宝宝之前，要格外小心这些药物。

降压药：①β受体阻滞剂，如普萘洛尔、美托洛尔、阿替洛尔等，可引起性功能失调；②钙通道阻滞剂，如硝苯地平，可减弱精子结合卵子的能力；③利尿药，如螺内酯，可引起勃起功能障碍。

精神类药物：①大多数的抗抑郁药，如选择性5-HT再摄取抑制药帕罗西汀，可导致异常射精、勃起功能障碍、性高潮障碍、性欲减退；②抗精神病类药物，如氟哌啶醇、奥氮平、利培酮等，可引起性功能失调。

细胞毒药物：①对男性生育力危害最大的化疗药物是烷化剂，包括环磷酰胺、异环磷酰胺、苯丁酸氮芥、顺铂等；②非烷化剂类细胞毒性药物，如甲氨蝶呤、多柔比星、氟尿嘧啶、氟达拉滨、紫杉醇、多西他赛等会轻度但可逆地影响精子生成；③可短期抑制精子生成的药物，如长春碱、博来霉素、依托泊苷；④对精子数量和活力有影响的药物，如羟基脲。

抗癫痫药物：如苯妥英、托吡酯、苯巴比妥、卡马西平、奥卡西平，可通过诱导肝药酶，竞争性拮抗睾酮与蛋白结合，影响性功能。

其他药物：①非那雄胺、度那雄胺，可导致射精量减少和勃起功能障碍；②坦索罗辛，可降低精液浓度、精子总数及精子活性；③西咪替丁，对精液质量存在不利影响，如可导致射精量减少、精子数量降低并轻微改变精子的活动力和形态；④柳氮磺吡啶、美沙拉嗪，可导致精子数量减少、精子活动力降低及精子形态异常等；⑤秋水仙碱，可导致精子活动力下降或数量减少；⑥有研究发现，一些常见的抗生素，如甲硝唑、庆大霉素、链霉素、氧氟沙星等药物，也会对精液质量造成一定影响。

妊娠篇

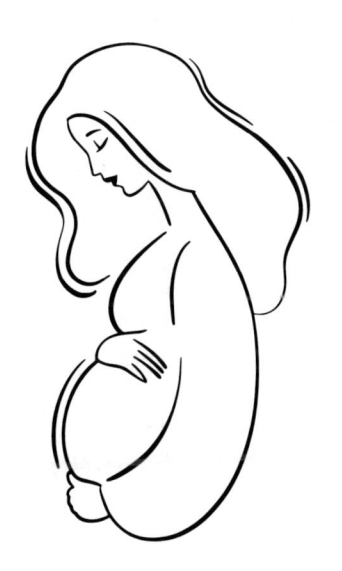

孕期用药

1. 早孕试纸检测为阴性，可以放心用药吗？

药学门诊经常会遇到这样的情况，因为各种用药原因，自行在家用早孕试纸测试阴性后，就开始使用药物，但过了一段时间发现自己怀孕了，这时就特别紧张、焦虑，有的甚至吃不好饭、睡不好觉，更严重的直接去了计划生育门诊要求流产。

为什么会出现这种情况呢？是早孕试纸验不准确吗？

我们先看一下早孕试纸的工作原理：受精卵一旦着床后，就会分泌人绒毛膜促性腺激素（human chorionic gonadotrophin，hCG），早孕试纸里面含有的"胶体金标记抗体"可以与hCG发生反应出现第二道杠，hCG浓度越高，早孕试纸的第二道杠就越明显！也就是说，只有受精卵着床产生了一定浓度的hCG后，才能使早孕试纸的第二道杠显示出来。所以要想知道早孕试纸多久能验出怀孕，需要先了解怀孕之后，多久才会产生hCG。

同房后等待精卵结合时间为1～3天；受精卵穿过输卵管进入子宫的时间为3～4天；受精卵在子宫内游荡的时间为2～3天；着床之后，受精卵通过胎盘和子宫相连了，胎盘就会产生hCG。如果受精早而着床也早的话，同房后最早需要7天尿液中才会有hCG，但这个时候浓度很低，早孕试纸很难验出来。所以至少还要再等 2~3 天浓度高一点，才可以看到一深一浅两条杠。因此，同房后 10 天左右早孕试纸才可以验出怀孕。而如果排卵时间和着床时间都推迟了，那么有些人可能要在 15 天左右才能测出怀孕。也就是说，即使怀孕了也要在受精后的 10~15 天，早孕试纸才能测出来。而在这之前，患者早孕试纸自测阴性就是假阴性了。

另外，如果患者没有正确使用早孕试纸，也有可能导致测试结果有误。所以最好做到以下几点，确保测试结果正确。

首先，使用早孕试纸时确保早孕试纸不要过期，要严格按照说明书来使用；其次，用晨尿（早上起床的第一次排尿）检测，结果更准确；最后，开封后的试纸要立刻使用，避免受潮后检测结果不准。

综上所述，备孕女性在正确使用早孕试纸的前提下，在同房受精后至少 10~15 天才能检测出是否怀孕。因此，备孕女性如果早孕试纸检测结果为阴性也不一定代表没有怀孕。有可能是受孕时间短，激素水平低，试纸检测不出来；也有可能是试纸使用不当导致检测结果不准确，所以这时不要贸然用药，否则可能造成严重后果，如果需要用药，最好到医院进行血清 β-hCG 检测。

2. 孕期用药，为何要一直非常小心？

众所周知，孕期的药物使用，不仅关系到母亲的身体健康，也关系到胎儿的生长发育。孕期如果用药不当，可能会影响胎儿的生长发育，甚至导致胎儿畸形或者重要器官的功能性损害，严重的甚至会发生流产、死胎、新生儿死亡等，因此孕期合理选择和使用药物尤其重要。下面我们就来具体看一下妊娠的不同时间用药对胎儿造成的影响。

妊娠期药物暴露的时机与胎儿畸形的发生密切相关。孕早期，尤其是在受精1周内，受精卵尚未植入子宫内膜，一般不考虑母体用药影响。受精后8～14天，受精卵虽然刚植入子宫内膜，但是胚胎尚未分化，此时母体用药如果对胎儿有伤害，胎儿就会自然流产，否则胎儿理论上就是健全的。

人胚胎的致畸敏感期开始于受孕后第18～20天，高峰约在第30天，第55～60天后敏感性迅速降低。

在人的胚胎发育过程中，胚期3～8周，胚体内细胞增殖分化活跃，最容易受到致畸因子干扰而发生畸形，故称这段时期为致畸敏感期。

在妊娠12周后，胎儿体内大多数器官已经基本形成，在此期间胎儿对药物的敏感性减弱，一般不会造成明显畸形，但是药物会对胎儿器官发育和功能完善性产生影响，尤其对分化完成较晚的器官可造成一定影响。

孕期服药时，应全面权衡利弊，合理用药。虽然孕妇用药有一定的风险，但一些疾病本身对胎儿、孕妇的影响远远超过了药物本身。所以应在产科医生与药师共同指导下基于疾病与孕妇本人的具体情况，选取对孕妇最有效、对胎儿损害最小的药物，谨慎使用。目的是既能有效控制病情，又能确保孕妇顺利、安全地度过妊娠期，成功分娩。

3. 药物是如何通过羊水循环影响胎儿健康的？

我们都知道胎儿生长的羊水，但你知道什么是羊水循环吗？孕妇使用药物后羊水循环又是如何加重药物对胎儿的潜在伤害？下面我就来给大家介绍一下有趣的羊水循环。

羊水是指怀孕时子宫羊膜腔内的液体，对胎儿起着保护和提供营养的作用，可以促进胎儿的肺部和消化道发育。在孕早期的时候，羊水的主要来源是母体的血清经胎膜进入羊膜腔的透析液；到了孕中后期，胎儿开始排尿，他的尿液就成了羊水的主要来源。在子宫内，胎儿会不停地把羊水喝下去，然后通过泌尿系统把羊水排放在羊水池子里面，这样不停地喝、不停地排，我们称之为羊水循环。当孕妇服药以后，一些药物可以通过母体的血液循环系统穿过胎盘进入羊水中，在羊水中的药物经过羊水循环会反复地进入胎儿体内，从而影响胎儿的健康发育，甚至导致胎儿畸形等问题。如四环素类药物，可影响胎儿的骨骼发育。因此孕期用药，特别是孕早期用药需要特别谨慎。为了避免药物对胎儿造成的影响，孕妇应该在服用任何药物之前咨询专业的产科临床药师或者医师进行妊娠用药风险评估。

4. 孕早期用药会致畸？

"大姨妈"迟迟没有到访，不少女性没有在意，后来到医院一查居然是怀孕了。小生命的到来让人惊喜，但是回想起来前一阵子吃了药，不少人会非常担心用的药物会引起胎儿畸形。

药师告诉您：并不是所有药物都会有不利影响。药物影响胎儿是有前提条件的。通过评估和解答以下三个问题，我们给您定定心！

(1) 在孕早期的什么时间使用了药物？

孕早期的不同时间用药，药物的影响程度有区别！

受精（即排卵期同房）后 2 周内：宝宝在这个阶段，还只是一个受精卵，或是一个细胞团，此期的它与母体组织尚未直接接触。这时候药物产生影响的必要条件是母体使用的药物要在输卵管腔或宫腔分泌液中存在并达到产生细胞毒性的药量。这段时间药物对宝宝的影响是"全或无"的。"全"，即药物对胚胎是有影响，这种影响可杀灭细胞团，引发自然流产，但不会引发出生缺陷；"无"，即药物对胚胎一般没有影响，细胞团可以继续分化发育，成长为正常的宝宝。绝大多数药物都适用于"全"或"无"的理论，未必会给胎儿带来伤害，但需要注意的是，确实存在极少数不适用于这个理论的特例药物。比较明确的特例药物有 3 个：利巴韦林，异维 A 酸，预防麻疹、风疹、腮腺炎的疫苗。

受精后第 3~10 周：这个阶段是人类胚胎器形成期，是器官分化发育最敏感的阶段。这个时期，胚胎对外界不良影响非常敏感，药物对胎儿的发育影响较大。在这期间擅自用药，容易造成胎儿组织或器官畸形。孕期用药应尽量避开这个阶段。

就诊时医生会问：您的末次月经第一天是什么时候？您末次月经后同房时间是什么时候？您使用药物在什么时候？你的回答可以辅助药师评估您在孕早期的用药是否在敏感期。

小知识

- 孕龄：从末次月经的第一天开始计算。
- 胎龄：从受精（即排卵期同房的时间）开始计算。

通常，孕龄和胎龄一般相差2周。

(2) 在孕早期使用了什么药物？

不同药物对胎儿的影响不一样，不能一概而论。

评估药物对胎儿的风险水平，一般采用FDA对药物妊娠安全性分级。依据药品对胎儿的影响大小，将药物分为A、B、C、D、X五个等级。A级、B级为孕期相对安全使用的药物；C级、D级要权衡利弊后使用；X级为孕期禁止使用的药物。孕早期用药，请由专业医务人员为您评估和指导。

就诊要知道：建议您最好能回忆起这段时间使用的药物名称，或者在就诊时把药物的外包装等出示给药师，以便药师评估药物品种在妊娠期的安全性。

(3) 在孕早期，药物使用了多大剂量、用了多久？

"离开剂量谈毒性，都是耍流氓。"摄入任何药物或者物质达到一定足够大的剂量时，都可以对身体产生有害作用。

比如，吃油炸食品，只吃一小份和吃一大盘，大半年只吃一次和经年累月天天吃，效果肯定不一样。前者一般对体重没啥影响，后者却可能让你"发福"。

大多数药物具有阈值效应，就是说使用某种药物的剂量如果低于某一致畸剂量水平时，对宝宝产生影响的发生率，不高于没有使用这种药物的人群。

因此,评估使用的药物是否会增加出生缺陷的发生率,要综合评估你使用药物的累积量、持续时间等因素。

就诊要知道:建议您尽量回忆起使用药物的剂量和持续时间,比如一顿服了多少片,一天服了多少次,使用了多少天,有没有跟其他药物一起吃等信息。以便于药师评估药物对胚胎的影响。

5. 孕期不小心服用了可严重致畸的药物,这个孩子一定不能要吗?

答案是不一定。也就是说,即使孕妇不小心服用了严重致畸的药物,生下来的孩子也有可能是健康的。那么,什么情况下这个孩子可以要呢?

第一种情况,只用了一次药物。药物离开了浓度和剂量,再谈毒性是没有意义的。就用了一次药物,药物进入血液循环以后很快就会被代谢掉,多数达不到有效的血药浓度,即使少数达到了有效血药浓度,这种有效血药浓度的维持时间也是非常短的,所以通常情况下不考虑单次用药对胎儿造成的损害。

第二种情况,药物本身并没有致畸性。药物对胎儿的致畸性是间接造成的。比如,减肥药奥利司他,该药本身不会导致胎儿致畸,但是长时间使用会导致孕妇体重减轻,导致胎儿生长发育所需要的脂溶性维生素(维生素 A、维生素 D、维生素 E)的缺乏,从而对胎儿造成损害。这种药物短时期或少量服用不会对胎儿产生伤害，所以这个孩子还是可以考虑要的。

第三种情况，用的是涂在小面积皮肤上的外用药。因为是小面积皮肤局部使用，药物透过皮肤吸收进入血液循环的量很少，而且药物必须进入母体血液循环，然后流经子宫才能对胎儿造成伤害。所以这种药物虽然可以严重致畸，但是进入血液循环的药量很少，用了以后也不会对胎儿造成伤害。因此，孩子也是可以要的。

综上所述，即使服用了严重致畸的药物后发现怀孕了，胎儿也有可能是正常的，所以千万不要轻易做决定，一定要找产科专业的临床药师进行妊娠用药与风险评估。

6. 孕期吃中药比西药更安全？

前段时间有一位患者在线上咨询我，说怀孕后湿疹很严重，医生开了一些抗过敏的西药，但是她不敢吃，于是去找老中医开了一堆中药，问我是不是中药更安全一些。其实这是很多孕妈妈都会有的一个误区，觉得中药的药性比较温和，对胎儿更加安全。事实上，孕期服用中药并不一定比西药更安全。

一方面，有一些中药成分本身对胎儿就有害，如具有活血化瘀作用的红花、益母草，使用不当可能会导致胎儿流产；雄黄、朱砂，毒性很大，可能会导致胎儿畸形。因此，这些中药都是孕期禁用的。李时珍的《本草纲目》中所记载的孕期禁用中草药就有85种。

另一方面，中药的成分复杂，很多中药或中成药的说明书都会注明孕期安全性尚不明确，这并不代表孕期使用没有危害，而恰恰说明缺乏相关研究数据。而大多数西药，不良反应和禁忌证都研究得相对比较透彻。所以孕期使用中药更要谨慎。

各位准妈妈们，孕期生病了，千万不要盲目认为中药比西药更安全，要听从医生或药师的指导，不要擅自用药。

7. 吃了紧急避孕药后还是怀孕了，会对宝宝有影响吗？

在药学门诊经常有人问我，用了紧急避孕药还是怀孕了，这个胎儿能要吗？

答案是肯定的！

怀孕的孕周不同，药物对胎儿的影响也不同，药物对胎儿的影响大致可分为三个时期：不敏感期、敏感期、低敏感期。

男女同房受精后1~2周为不敏感期，此期间药物对胎儿的影响是"全"或"无"。也就是说，药物如果对胎儿有影响，胎儿就会自然流产掉；如果胎儿没有自然流产掉，这个胎儿理论上就是健全的。紧急避孕药的服用时间正是在这一不敏感期，因此，如果没有出现流产，那么这个胎儿就应该是健全的。同时有研究表明，受孕期或孕期使用口服避孕药不会明显增加后代总体先天性畸形、心脏缺陷或肢体短缺的风险。

紧急避孕药半衰期较短，正常用量一般不会造成药物蓄积，因此不必总担心药物对宝宝的影响。可以继续妊娠，按时进行产检，监测胎儿生长发育情况。

8. 紧急避孕药一年只能吃 3 次？

可能大家平时有听到这样一种说法，"听说，紧急避孕药一年只能吃 3 次，如果超过 3 次，轻则月经不调、重则不孕不育。"听起来很吓人，真的是这样吗？下面就为大家详细解答。

答案是否定的。

目前没有任何一个权威组织，明确规定过一年可以服用多少次紧急避孕药，更没有限制一年内只能吃 3 次。

市面上的紧急避孕药主要指左炔诺孕酮类药物，这是一种可以在药店买到的非处方药，国内使用比较广泛。它是一种孕激素，机体补充了大剂量的孕激素，一是可以抑制排卵；二是可以使宫颈黏液变黏稠，阻止精子通过；三是可以阻止受精卵着床，从而起到避孕的作用。

还有一种成分为米非司酮的药物，也能起到避孕的作用，但它是一种处方药，我们这里暂且不谈。

(1) 紧急避孕药，一年能吃几次？

没有限制！按需使用。世界卫生组织（World Health Organization，WHO）认为，无明确证据显示重复使用紧急避孕药会造成健康风险。美国妇产科医师学会（American College of Obstetricians and Gynecologists，ACOG）认为，即使在同一个月经周期，也可以多次服用。目前，没有权威组织规定紧急避孕药一年吃的次数，更没有限定只能吃 3 次。如果你不想怀孕，即使这一年你已经吃了五六次，比起怀孕后人工流产对身体的损害，紧急避孕药该吃还是要吃。

(2) 既然没有限制，那经常吃可以吗？

不可以！紧急避孕药只能"紧急"用！这些紧急的情况是：无保护性交、避孕套滑落/破裂、多次漏服短效避孕药，以及无避孕措施下的性侵犯等。紧急避孕药不能作为常规避孕手段的原因是：紧急避孕药的避孕有效率不高，只有85%左右。而且要在同房72小时内服用，越早服用效果越好，如果超过48小时的话，避孕失败率可能会高达40%。显然，如果只靠紧急避孕药来避孕，并不靠谱。此外，由于紧急避孕药里面的孕激素含量较高，副作用也比较明显，如恶心、呕吐、腹痛、乳房胀痛，还可能引起不规则的阴道出血、月经失调等。所以，避孕这个事情不能偷懒，建议大家采用更安全的避孕措施。

9. 孕早期使用了左氧氟沙星该怎么办？

在我们药学门诊中，大家咨询比较多的是："我怀孕了，但是我使用了左氧氟沙星，该怎么办？"左氧氟沙星是一种喹诺酮类抗生素，常用于呼吸系统和泌尿系统等感染的治疗，但在孕期的时候是禁止使用的。通常怀孕的时候，在用药方面会特别谨慎，但若是在不知道怀孕的情况下，使用了左氧氟沙星该怎么办？

首先，我们需要知道，左氧氟沙星在人类和动物数据中都没有发现致畸风险，但是它属于喹诺酮类抗生素，可能有"潜在"致畸的风险，所以建议孕期禁用。其次，左氧氟沙星对胎儿的影响主要是影响胎儿的软骨发育，胎儿的软骨一般是在7～8周以后才开始发育。如果是在怀孕1个月以内使用了左氧氟沙星，药物对胎儿的影响是"全"或"无"，要么是没有影响，要么是直接自然流产。所以即使你在孕早期服用了左氧氟沙星，也不必过分担心、害怕，可以通过专业的临床药师为您进行妊娠期用药风险评估，为您和孩子的健康保驾护航。

10. 孕期禁用甲硝唑？说明书挖了一个大坑[①]

在妊娠期药学门诊经常有患者拿着甲硝唑的说明书，指着上面的"孕妇及哺乳期妇女禁用"几个字问："我这个孩子是不是就不能要了？"下面就为大家详细解答一下这个问题。

甲硝唑主要用于治疗或预防厌氧菌引起的系统或局部感染，如腹腔、消化道、女性生殖系统、下呼吸道等部位的厌氧菌感染，对败血症、心内膜炎、脑膜炎，以及使用抗生素引起的结膜炎也有效。具有相同作用的还有奥硝唑、替硝唑。

国内厂家在甲硝唑说明书中标注"孕妇及哺乳期女性禁用"或"怀孕最初 3 个月禁用"，不仅会让牙疼的准妈妈们忍着不敢

---

① 引自以下文献：
[1] 杨宝峰, 陈建国. 药理学 [M]. 9 版. 北京：人民卫生出版社, 2018.
[2] 中华医学会妇产科学分会感染性疾病协作组. 细菌性阴道病诊治指南 (2021 修订版) [J]. 中华妇产科杂志, 2021, 56(01): 3–6.
[3] YUDIN M H, MONEY D M. Screening and Management of Bacterial Vaginosis in Pregnancy [J]. J ObstetGynaecol Can, 2017, 39(8): e184–e191.
[4] WORKOWSKI K A, BOLAN G A. Sexually transmitted diseases treatment guidelines, 2015 [J]. MMWR Recomm Rep, 2015, 64(RR-03): 1–137.

治疗，对于患阴道炎（有症状）的准妈妈，若不及时治疗，还容易导致胎儿宫内感染、胎盘早破、流产等。对于细菌性阴道炎和滴虫性阴道炎，中华医学会、加拿大妇产科学会、美国疾病控制与预防中心发布的指南中均将甲硝唑作为首选治疗方案。

至今，甲硝唑的应用已有 60 多年的时间，循证医学并未捕捉到孕期使用甲硝唑导致畸形的案例报道，并有数据支持孕期使用甲硝唑未增加先天性异常或其他不良胎儿的风险。

因此，孕期患有疾病要及时寻找专业医师和药师，不能硬抗！另外，服用甲硝唑期间及停药 24 小时内，或在服用替硝唑期间及停药 72 小时内要禁止饮酒。

11. 孕期使用低分子肝素对胎儿真的没有影响吗？

低分子肝素具有抗凝作用，孕期使用低分子肝素对宝宝的健康是否有影响？

母体与胎儿之间存在的一个物质交换的重要器官——胎盘，如果药物想进入胎儿体内，必须穿过胎盘。胎盘起着过滤和保护的作用，我们称之为胎盘屏障。由于孕产妇的血液比较容易凝固，处于一种高凝状态，有利于正常分娩并预防可能出现的失血过多，但同时也增加了血栓的形成和栓塞的风险。尤其是当有些孕妇患有抗磷脂综合征、易栓症或者一些自身免疫性疾病等，更容易诱发血栓的形成，从而对孕妇和胎儿产生危害。低分子肝素是临床上广泛使用的抗凝药物之一，可以快速抑制血栓的形成，主要用于预防和治疗静脉血栓。由于低分子肝素属于大分子物质，平均分子量在 4000～5000Da，故很难通过胎盘屏障，到达胎儿体内，因此在一般的情况下，孕期使用低分子肝素对宝宝的健康是没有影响的。但是如果您本身有一些其他的疾病或者特殊情况，我们建议由专业的临床药师为您进行妊娠期用药风险评估，为您和孩子的健康保驾护航。

12. 打低分子肝素需要注意些什么[①]？

低分子肝素主要用于预防和治疗血栓栓塞性疾病。也是治疗由抗磷脂综合征、易栓症、自身免疫病等引起的复发性流产的有效药物。

低分子肝素是妊娠安全分级 B 级药物，一般来说，治疗剂量的低分子肝素对母体和胎儿都是安全的，并且不良反应比较少见。常见的不良反应包括出血、过敏、转氨酶升高、注射部位皮下淤血、瘀斑、瘙痒、荨麻疹等，但多数症状较轻，不影响治疗。低分子肝素不能通过胎盘屏障，故不会增加胎儿出血事件的发生。

虽然低分子肝素相对较安全，但依然需要定期检查凝血功能、肝功能、肾功能等项目（表 2-1）。

---

① 引自以下文献：
  [1] 低分子肝素防治自然流产中国专家共识编写组. 低分子肝素防治自然流产中国专家共识 [J]. 中华生殖与避孕杂志,2018,38(9):8.
  [2] 夏梦君, 王贺芳. 循证护理联合 PDCA 循环管理对低分子肝素钙注射后皮下出血的防治效果研究 [J]. 全科护理,2020,18(4)：435-438.

表 2-1 使用低分子肝素定期检查项目

检查项目	检查频率
凝血功能	每 2～4 周 1 次
肝功能、肾功能	每 1～2 个月 1 次
抗凝血因子 Xa 活性	偏胖或偏瘦患者用药初期根据抗凝血因子 Xa 活性调整剂量

低分子肝素的使用只能皮下注射，不能肌内注射，尤其是需要回家自己注射的准妈妈们，在院就诊时需学习掌握好注射技巧。

皮下注射技巧：卧位，注射部位为前外侧或后外侧腹壁的皮下细胞组织内，左右交替。注射针应垂直、完全插入注射者用拇指和食指捏起的皮肤皱褶内，而不是水平插入。在整个注射过程中，应维持皮肤皱褶的存在，注射结束后停留 10 秒再拔针。

小贴士：注射前需要排出空气吗？

- 低分子肝素预装药液注射器可直接使用，不能将注射器内气泡排出。因为一支低分子肝素的剂量只有 0.4ml，排除空气后皮下注射会有小部分药液剩余在注射器内，因此注射时不排气，把注射器推至底部可使全部药液进入皮下组织。

13. 外用皮质激素安全吗？

在临床上依据其收缩皮肤血管和抑制炎症的程度，将皮质激素药物的强度分为四级：超强效、强效、中效及弱效。

在欧洲皮肤病学论坛关于孕期局部使用皮质激素药物的指南中，通过共计 1 601 515 名研究对象的 14 项观察性研究发现，孕期局部使用皮质激素药物，不增加不良妊娠结局如出生缺陷、早产和胎儿死亡的风险。但是，孕产妇使用强效/超强效的局部皮质激素药物，特别是大量使用时，会增加低出生体重风险。

欧洲特应性皮炎专题小组关于孕前、孕期和哺乳期特应性皮炎治疗的立场文件也认为，孕期可以局部使用皮质激素治疗特应性皮炎。

因此，在孕中、孕晚期，选择弱效或中效的外用皮质激素，并短期、小面积使用是安全的。一般可选择 0.1% 的氢化可的松乳膏（弱效激素），每日涂抹 1~2 次；也可以选择 0.1% 的糠酸莫米松乳膏（中效激素），每日 1 次。

使用注意事项：用指尖选取少量，薄薄地涂在皮疹部位，一个指尖涂两个巴掌大的地方。避免药物接触眼睛、口腔、鼻腔等黏膜处，也不要将药物涂在皮肤破溃处。短期用药，症状改善后逐步停用。长期用药可能出现皮肤萎缩、毛细血管扩张、色素沉着和感染。如果用药部位出现烧灼感、红肿，请停药并将局部药物洗净。用药 7 日后症状未缓解，应及时就诊。

药师提醒：有一种叫作"妊娠期肝内胆汁淤积"的疾病，也是以皮肤瘙痒为主要症状,这个病会威胁到胎儿安全,需要格外警惕!所以,准妈妈们遇到皮肤瘙痒,在明确诊断之前千万不能自行用药,以免耽误病情!

孕 吐

1. 什么是孕吐？

孕吐就是常说的"害喜"，指很多准妈妈在怀孕初期出现的恶心和呕吐症状。其实孕吐是一种自我保护机制，症状可轻可重。如果怀孕期间出现非常严重的恶心、呕吐，并引起脱水、体重减轻及酮症等，临床上称之为"妊娠剧吐"，其发生率很低，为 0.3%～3%。

妊娠剧吐与普通的孕吐有什么区别？在怀孕的时候，由于孕妇体内的雌、孕激素和 hCG 的大量增加，还有像维生素 B_6 的缺乏，都有可能引起孕吐。如果孕吐比较严重，吃什么吐什么，看到什么就觉得有恶心的感觉，甚至完全不能进食，那么就有可能是妊娠剧吐，这个时候需要去医院进行相应的检查和治疗。

孕吐开始出现的时间因人而异，通常在妊娠的 5～6 周开始出现，9～12 周最严重，16～20 周缓解。但也有约 10% 的孕吐症状会持续整个妊娠期。

2. 孕吐对准妈妈及胎儿有影响吗？

轻度至中度的呕吐对妊娠结局没有明显的影响，主要的影响是增加孕妇心理压力、降低生活质量。但严重的孕吐可能导致 Wernicke 脑病（维生素 B_1 缺乏引起的）、脾破裂、食管破裂、气胸及急性肾小管坏死等严重并发症。也有少数孕妈妈由于孕吐导致严重的社会心理疾病，从而决定终止妊娠的报道。

轻度到中度的孕吐一般不会对宝宝的健康产生影响。但妊娠剧吐如不及时治疗，可能会导致胎儿生长受限等不良后果。

3. 吐到怀疑人生，可以用镇吐药吗？

大部分孕早期的恶心、呕吐，吐吐就好了，可是有 0.3%～3% 的准妈妈会一吃就吐，吃啥吐啥，甚至发展到妊娠剧吐的程度。妊娠剧吐，指孕早期出现严重、持续的恶心、呕吐，可能会引起脱水、酮症，甚至酸中毒，需要住院治疗。

由于妊娠剧吐一般发生在孕早期，该时期是胎儿组织器官形成和发育的重要时期，孕妈们可能对孕早期用药的安全性存在顾虑。但是，妊娠剧吐如果延误就诊或治疗不到位，会导致孕妇出现严重并发症，被迫终止妊娠，甚至危及生命。

所以，妊娠剧吐时千万别硬扛，必须及时就医，在医生或药师指导下接受正规治疗和选择合适的药物镇吐。

维生素 B_6：维生素 B_6 可以改善妊娠剧吐的恶心症状，且安全性好，是治疗妊娠剧吐的首选药物。单用时，维生素 B_6 的推荐剂量是口服 10~25 毫克，每日 3 次。

其他药物：如甲氧氯普胺、异丙嗪、苯海拉明、糖皮质激素等，在病情严重时，才会充分权衡利弊、考虑使用。药物选择请听从专业医生或药师的建议和指导。

4. 孕吐时应如何进行药物治疗管理？

对于一般的孕吐，不需要紧张，它是孕早期一种正常的生理现象，一般在怀孕 12 周的时候会自行消失。放松心情，多休息，保持充沛的体力可有效缓解孕吐。在饮食上，可以清淡饮食，忌辛辣油腻，少吃多餐，多吃新鲜的蔬菜水果。对于非药物手段无法缓解的孕吐，可在医生指导下使用药物治疗。

维生素类：①复合维生素（多种维生素），在孕前 1 个月和孕早期服用多种维生素可降低孕吐的发病率和严重程度，同时，多种维生素有助于预防一些先天缺陷的发生。②维生素 B_6（吡哆醇），是治疗轻中度孕吐的首选。维生素 B_6 的妊娠安全性高，是目前妊娠剧吐的一线用药。单独服用维生素 B_6（每日 3 次，每次 10~25 毫克），可有效缓解恶心、呕吐症状。由于生姜具有良好的镇吐作用，所以也可以在维生素 B_6 的基础上加用生姜胶囊。③维生素 B_1，对于严重孕吐且持续时间超过 3 周，出现脱水、体重下降的孕妇，在输液补充营养及水分的同时，建议补充维生素 B_1 预防 Wernicke 脑病。

抗组胺药物：对于单用维生素 B_6 症状不能缓解的孕妇，建议加用抗组胺药物，如苯海拉明 50~100 毫克，每 4~6 小时 1

次，口服；异丙嗪12.5～25毫克，每4～6小时1次，口服、肌内注射或直肠给药。以上两药已纳入指南推荐，对孕吐疗效明确。但要注意该类药物常见的不良反应，如镇静、口干、头晕和便秘。

甲氧氯普胺（胃复安）： 甲氧氯普胺是多巴胺拮抗药，具有镇吐、促进胃蠕动等药理作用，也是治疗孕吐的安全有效药物。用法：5～10毫克，每6～8小时1次，对于孕吐未脱水的孕妇可选择口服或肌内注射治疗；出现脱水时，推荐使用静脉输注治疗。常见的不良反应有昏睡、疲倦、烦躁、口干等。

昂丹司琼： 昂丹司琼是5-HT$_3$抑制药，能有效控制恶心、呕吐症状，但治疗孕吐安全性和有效性的证据有限。现有研究显示，该药未增加自然流产、胎死宫内、新生儿出生缺陷、早产、新生儿低出生体重及小于胎龄儿的发生风险。但也有报道，胎儿唇裂与此药有关。用法：昂丹司琼4～8毫克，每12小时1次，口服、肌内注射或静脉注射。常见不良反应，如头痛、嗜睡、疲劳和便秘。

糖皮质激素： 甲泼尼龙可有效缓解难治性孕吐或妊娠剧吐的症状，但鉴于孕早期使用甲泼尼龙存在一定的风险，该方案仅作为其他方法无法起效的情况下顽固性妊娠剧吐患者的最后选择。

5. 孕期吃叶酸想吐怎么办？

服用叶酸片可能出现胃肠道反应，如口腔异味（大剂量）、食欲减退、恶心等。不过，怀孕期间也会有孕吐症状。无论是叶酸还是孕吐引起的恶心呕吐，下面介绍几个缓解的方法。

- 孕吐通常发生在早晨起床时，并且空腹服用叶酸对胃刺激较大。因此，若有恶心症状，可以选择在中午或下午服用叶酸，或与食物同服。
- 少量多餐，尽量少吃油腻及油炸的食物。
- 练习放松心情技巧，保持良好情绪。
- 平日多补充维生素 B_6 含量丰富的食物，如全麦粉、糙米、玉米等，对预防妊娠呕吐有一定帮助。
- 尝试更换叶酸种类。

6. 如何缓解轻度孕吐？

怀孕过程中，约有 50% 的孕妇可能发生恶心、呕吐的情况。对于轻度孕吐有什么缓解方法吗？

研究表明，在受精时服用多种维生素的孕妇较少需要呕吐的治疗，建议备孕期可以服用适合孕妇的维生素，如复合维生素片。

另外，少量多餐、清淡、高蛋白饮食可减轻孕吐。生姜法、针灸及穴位按摩、催眠法等，对孕妇可能是有益无害的，轻度孕吐的孕妇可以尝试此法。

7. 吃姜可以缓解孕吐吗？

有大量的试验证实了生姜在治疗孕吐方面的有效性。第一个试验针对住院治疗呕吐的27名女性,她们被随机分组,其中每天吃4次姜胶囊(每日1次)的患者与服用安慰剂的患者形成对照,进行双盲交叉研究。结果显示,生姜大大降低了恶心程度及呕吐次数。另外两个补充性试验以无剧呕症状的女性为研究对象,证实了生姜对孕吐的有效性。一项试验(纳入70人)发现生姜可以缓解孕吐症状,另一项试验(纳入120人)则只发现其对恶心和干呕有效。两个试验中每人每天都要吃1~1.25克的生姜(分4次给药),其不良反应很小,主要是胃肠的微弱不适,不会对孕妇和婴儿有危害。

注意,轻度孕吐可以尝试使用姜糖或生姜缓解。但如果是妊娠剧吐,请到医院就诊。

8. 针灸及穴位按摩能缓解孕吐吗?

最近对65 000个病例的调查报告指出,针灸、按摩引起的并发症很少,并且大多是暂时性的。一项对约600名孕妇用传统针灸针刺内关穴和安慰剂治疗4周的效果进行比较的研究表明,与那些出现呕吐症状但不采取措施,等待症状自行消失的孕妇相比,实施针灸可使孕妇更早地去除恶心和干呕症状,但对呕吐没有影响。自发性流产、死产和婴儿死亡的出现概率在几组研究对象中没有什么区别,畸形发病率不大于普通人群(3%),并且妊娠并发症(产前出血、妊娠高血压、先兆子痫及早产)的整体风险在组间没有区别。新生婴儿在胎龄、重量、身长和头围方面都没有明显的差异。另外,按摩内关穴有助于减少恶心、呕吐和干呕等。关于 Cochrane 数据库中的 1306 例患者的 Meta 分析显示出多种证据（有好有坏），并没有清楚地证明穴位按摩或针灸要比规范饮食和生活方式更有效。电针内关穴目前看是有效的，但还需要进一步的研究。

进行针灸较难确保可靠性，但是对于孕期存在轻度恶心、呕吐，又不愿意进行药物治疗的女性来说，这是一个不错的选择。

9. 催眠法能缓解孕吐吗？

催眠可以作为严重孕吐和妊娠剧吐患者药物治疗的辅助性疗法。对 138 例住院治疗顽固性孕吐的研究表明，经过 1~3 次的医学催眠，88% 的患者能够停止呕吐。催眠能够促使她们达到深度心理放松状态，从而相应地减弱交感神经的活动。高交感神经状态相关症状在醒后就会缓和。患者在催眠状态下放松她们的胃部和喉部肌肉，可减弱其孕吐的症状。

这些研究证明了催眠这一辅助性疗法，对于治疗妊娠剧吐有一定效果。对于妊娠期存在轻度孕吐，又不愿意进行药物治疗的女性来说，这是一个不错的选择。

10. 孕吐出现什么情况需要到医院检查治疗呢？

如果发生脱水或体重大幅下降，很可能需要立刻就诊，住院后给予静脉输液。根据化验结果，明确失水量及电解质紊乱情况，酌情补充水分和电解质，每日补液量不少于 3000 毫升，尿量在 1000 毫升以上。输液中应加入氯化钾、维生素 C 等，并给予 B 族维生素肌内注射。可以酌情使用一些镇吐药物以减轻恶心和呕吐。

药师建议：对于轻度孕吐，大家无须过多紧张，可通过充分休息、少食多餐等生活方式的调整，缓解症状；如果是妊娠剧吐，甚至导致了尿酮和低钾血症，那么就需要及时住院，通过静脉补液和相应的药物进行治疗。因此，并不是所有的孕吐都是正常的反应。

感冒、发热

1. 准妈妈感冒了，哪些药物可以对症治疗？

准妈妈用药不仅考虑到药物对妈妈的治疗作用，还要考虑药物对肚里宝宝是否会造成不良影响。那么，准妈妈感冒了哪些药物可以用呢？下面根据感冒症状，我们提供一些用药建议。

发热：对乙酰氨基酚。在孕期的各个阶段都可以使用常规剂量的对乙酰氨基酚作为解热镇痛药。

咽干、咽痛：清咽滴丸，孕妇慎用。

咳嗽、咳痰：①乙酰半胱氨酸，尚无孕期使用本药作为祛痰药的报道，仅在确有必要时方可使用本药；②氨溴索，孕早期禁用，孕28周后使用本药对胎儿无不良影响；③溴己新，孕期使用本药的安全性尚不明确，仅在利大于弊的情况下方可使用本药。

干咳无痰：右美沙芬，孕早期禁用，中晚期慎用。

流鼻涕：①氯雷他定，整个孕期都可以使用；②西替利嗪，整个孕期都可以使用；③左西替利嗪，整个孕期都可使用。

鼻塞：赛洛唑啉滴鼻剂，因为是局部用药，用药后吸收进入全身血液循环的药量非常少，必要时孕妇可谨慎使用。

恶心、呕吐：藿香正气片（胶囊），除了含有酒精成分的藿香正气水以外，其他的孕妇都是可以服用的。

对于感冒常用的其他中成药建议如下：①连花清瘟胶囊/颗粒，在医生指导下使用；②风寒感冒颗粒，在医生指导下使用；③蒲地蓝消炎胶囊，在医生指导下使用；④999感冒灵，孕妇慎用；⑤蓝芩口服液，孕妇慎用。

2. 感染甲型流感病毒怎么选药[1]？

流行性感冒（简称流感）每年呈季节性流行，主要传播途径为飞沫经呼吸道传播，也可通过口、鼻、眼黏膜等直接或间接接触传播。由于孕期体内激素的变化，可能会导致免疫力下降，这时流感可能就会"找上门来"。

如果准妈妈感染了甲型流感病毒，可能会引起一系列的担忧。

---

① 引自以下文献：

[1] 中华医学会围产医学分会，《中华围产医学杂志》编辑委员会. 孕产妇流感防治专家共识 [J]. 中华围产医学杂志, 2019, 22(2): 73-78.

[2] BUCHY P, BADUR S. Who and when to vaccinate against influenza [J]. Int J Infect Dis, 2020, 93: 375-387.

[3] GROHSKOPF L A, ALYANAK E, FERDINANDS J M, et al. Prevention and Control of Seasonal Influenza with Vaccines: Recommendations of the Advisory Committee on Immunization Practices, United States, 2021-2022 Influenza Season. MMWR Recomm Rep, 2021, 70(5): 1-28.

[4] AVALOS L A, FERBER J, ZERBO O, et al. Trivalent inactivated influenza vaccine (IIV3) during pregnancy and six-month infant development [J]. Vaccine, 2020, 38(10): 2326-2332.

(1) 病毒会不会传染给胎儿？

目前尚无报道甲型流感病毒可以发生垂直传播，且孕妇感染甲型流感病毒的症状较轻，一般不会对妊娠造成太大影响。但孕妇属于流感严重并发症的高风险人群，如果感染甲型流感病毒后出现发热、缺氧、感染性休克等症状可能会导致早产、胎儿宫内发育受限，甚至流产等不良妊娠结局。因此，一旦确定为甲型流感病毒，孕妇需要服用抗病毒药物，越早吃，效果越好。

(2) 应该服用什么药物，药物应该怎么用？

奥司他韦：根据指南建议，推荐口服抗病毒药物奥司他韦。

治疗用药：于流感症状开始的第 1 日或第 2 日（理想状态为 36 小时内）开始用药，推荐剂量为每次 75 毫克，每日 2 次，连用 5 日。

预防用药：孕妇与疑似或确诊甲型流感病毒感染者密切接触后，建议预防性应用抗病毒药物。与流感患者密切接触后 2 日内开始用药，每次 75 毫克，每日 1 次，连用 10 日。

对乙酰氨基酚：在高热的情况下，可以选用对乙酰氨基酚进行对症治疗，一次 0.5 克，可间隔 4～6 小时用药 1 次，但 24 小时内不得超过 4 次。

(3) 如果用药，对胎儿发育有没有影响？

奥司他韦是治疗孕妇流感的首选药物，研究证实其疗效和安全性较好。目前的研究资料显示，迄今为止并没有观察到奥司他韦相关的出生缺陷的发生。许多循证数据也证明，单一成分的对乙酰氨基酚在常规剂量下是妊娠期可安全使用的退热药物，不会增加出生缺陷的风险。

(4) 应该如何预防甲型流感病毒感染呢？

为了预防感染甲型流感病毒，推荐每年秋冬季接种流感疫苗。该疫苗较为安全，在预防流感的同时可将抗体传到胎儿体内，减少宝宝发生流感和相关并发症的风险。因此，在妊娠各期均可进行接种。但患有妊娠并发症及习惯性流产的孕妇，接种前还需咨询妇产科医生。

最后提醒准妈妈要做好预防流感工作，一旦确诊，千万不能"硬抗"，早发现、早治疗，是对付流感的最有效手段。

3. 复方感冒药，不是想用就能用！

感冒在生活中很常见，准妈妈还是易感人群，市面上有很多复方感冒药，能同时缓解发热、鼻塞、咳嗽等多种感冒症状。它们看似很方便，但准妈妈能不能使用呢？

答案是"不推荐"。原因主要有两点。

第一点，复方感冒药中的某些成分，对准妈妈来说可能是不安全的。如金刚烷胺，动物实验显示有致畸作用，一般孕早期是禁用的。另外，伪麻黄碱、右美沙芬等，孕妇安全性资料非常有限，都不建议孕期使用，尤其是孕早期。

第二点，复方感冒药的品种虽多，但组方成分相似，同一种成分可能存在于多个感冒药中，如果使用不当，容易造成重复用药，增加药物不良反应的风险。如对乙酰氨基酚，在很多复方感冒药中都有，虽然这个药在孕期是安全的，但如果过量服用，可能会引起肝损伤。

所以，复方感冒药虽好，但准妈妈不是想用就能用的，建议在医生或药师的指导下，选择孕期安全的单方感冒药。

4. 感冒发热，可以去药店自行选药服用吗？

孕期感冒既不能坚决不用药，也不能随意乱用药。若一味坚持不用药，病情进展严重可能危害胎儿。若自行至药店购买，很难鉴别感冒药中可能会对胎儿产生不良影响的药物成分。同时，目前市面上感冒药多数是复方制剂，含有多种成分，若同时服用几种药物，会导致重复用药、超量用药，增加药品不良反应的发生率。此外，感冒分为病毒性感冒和普通感冒，治疗方案也完全不同。因此，若有明显不适，建议及时到医院就诊，确认感冒类型，若需用药须与医生或临床药师沟通决定，不能自行买药服用。

5. 头孢呋辛酯片吃少点会不会对胎儿更安全些[1]？

孕期发热、咳嗽、流鼻涕，去医院检查后，医生不建议输液，开了头孢呋辛酯片，口服，每次250mg，每天2次。

问题来了，既然病情不大重，有的准妈妈担心药品会对胎儿不好，考虑少吃点药，改成每次125毫克或者每天吃1次，对宝宝是否更安全些？

---

[1] 引自杨信怡，游雪甫，向倩，等. 不同配比头孢呋辛/三唑巴坦的体外抗菌活性研究 [J]. 中国抗生素杂志，2010(1): 13.

首先，头孢呋辛酯的妊娠分级是 B 级，比较安全。

其次，医生开的医嘱不能随便更改，多吃或少吃都不合适。仔细阅读说明书就能发现，每次 125 毫克是 12 岁以下的儿童剂量。孕妇的剂量应该按照成人计算，每次 250mg。

最后，每天服药 1 次的做法也不合适。头孢呋辛酯片在人体内的"药物浓度 – 时间"关系见图 2-1，横坐标为用药后的时间，纵坐标为血液中头孢呋辛的药物浓度，口服用药后 2～3 小时，头孢呋辛酯片在体内达到最大效应（血液中药物的最高浓度约为 4.1mg/L）。按照头孢呋辛酯片的消除半衰期为 1～1.5 小时计算，在服药 4～6 小时后血液中药物浓度约为 1mg/L，在服药 12 小时后药物浓度已经接近于 0，此时头孢呋辛对细菌几乎没有杀菌作用，所以需要再服用一次药物，以维持药效。

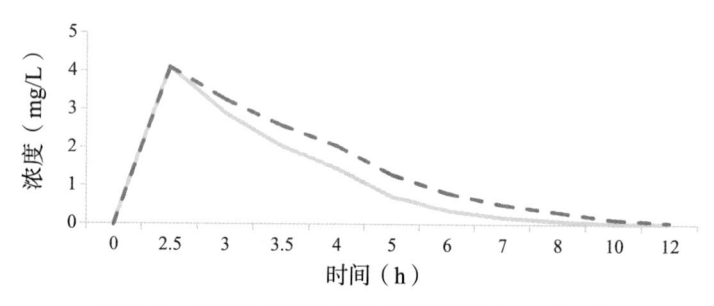

图 2-1 头孢呋辛酯在人体内的药物浓度 – 时间关系

糖尿病

1. 妊娠期糖尿病为何不推荐使用口服降血糖药治疗？

妊娠期糖尿病会增加流产、早产、巨大儿、胎儿畸形等的发生率，因此，孕期不能停用降血糖药，但是需要调整药物种类，建议停用口服降血糖药，改用胰岛素制剂。

事实上，妊娠期糖尿病需要每日注射胰岛素，很多人注射时会感觉痛且用药不方便。而口服降血糖药具有不用打针、服药方便的优点，故有人希望使用口服降血糖药治疗，这样可以吗？

答案是不建议，原因有三点。

第一点，胰岛素是妊娠期首选的降血糖药，注射胰岛素是模拟人体胰腺胰岛素的自然分泌，能够改善母体血糖调节的同时，无免疫性，不透过胎盘，不会增加母体和胎儿发病的风险。

第二点，孕妇每天至少3次餐前注射普通胰岛素的强化胰岛素剂量方案能够改善妊娠结果，且不会出现胎儿伤害。

第三点，口服降血糖药可以透过胎盘，有可能对胎儿造成伤害，且口服降糖药在控制血糖方面，没有显示出像胰岛素一样的可靠性，因此口服降血糖药不适合用来治疗妊娠期糖尿病。

除了药物，可以通过饮食调整和适度运动来协助控制血糖。

2. 来自"糖妈"的担忧：注射胰岛素会影响宝宝吗？

当"糖妈"（患妊娠期糖尿病的准妈妈）在生活方式干预后血糖仍控制欠佳时，可能需要通过注射胰岛素降血糖。可是，对一些"糖妈"来说，接受胰岛素治疗，心里就像有道坎——担心胰岛素会影响宝宝，担心一旦开始注射胰岛素就会因为依赖性而不能停药。

胰岛素是人体内胰腺的胰岛 B 细胞分泌的一种蛋白质激素，它能够帮助血液中的葡萄糖转移到细胞、组织中并加以利用，维持血糖的稳定。临床上使用的外源性胰岛素制剂一般是人胰岛素制剂（如普通胰岛素）和胰岛素类似物（如门冬胰岛素等）。

胰岛素不会影响宝宝：胰岛素制剂是大分子蛋白，不会穿过胎盘屏障进入胎儿体内，对宝宝来讲是相对安全的。合理使用胰岛素，同时遵医嘱规律监测血糖，保证准妈妈的血糖控制在正常范围，可使胎儿和准妈妈免受高血糖带来的各种危害。

胰岛素不会产生药物依赖性：胰岛素没有成瘾性，不会产生依赖性。胰岛素的使用剂量是根据个体血糖监测结果而不断调整的，是否停用，以及何时停用，完全取决于病情需要。妊娠期糖尿病患者的血糖大多在产后自行恢复正常，不再需要胰岛素治疗，那时可以遵医嘱及时减量或停药。

3. 胰岛素抵抗，可以补充肌醇

肌醇是一种广泛存在于动植物中的 B 族维生素，也是一种胰岛素增敏剂，可以通过调节血糖稳定，降低空腹血糖和胰岛素水平。

肌醇在谷物、豆类、坚果、柑橘类等天然食物中含量丰富，在肝脏、肌肉、脂肪等人体组织中可由 D- 葡萄糖转化而来。肌醇有 9 种异构体形式，最主要的活性形式为肌肉肌醇和 D- 手性肌醇，两者在不同组织细胞中以特定比例存在。

肌醇可作为一种营养补充剂。对于健康人群，补充肌醇可以调节糖脂代谢；对于有胰岛素抵抗的人群，肌醇可以改善多囊卵巢综合征患者的自发性排卵，调节月经周期；肌醇对妊娠期糖尿病患者也具有积极有益的作用，比如可以减少内源性胰岛素分泌，调节血糖稳定，有助于改善妊娠期糖尿病导致的各种不良妊娠结局。

4. 肌肉肌醇、手性肌醇怎么选？

肌醇有 9 种异构体形式，最主要的活性形式为肌肉肌醇和手性肌醇。肌肉肌醇和手性肌醇这两种不同形式的肌醇异构体在调节糖代谢方面各有侧重：肌肉肌醇可增加外周组织对葡萄糖的摄取，主要存在于心、脑等葡萄糖利用率高的组织细胞中发挥作用；手性肌醇则主要通过激活糖原合成酶，促进糖原合成，在肝脏、脂肪组织中含量丰富。

多项系统评价和 Meta 分析证明了孕期补充肌肉肌醇对妊娠期糖尿病有一定预防作用。也有研究发现，肌肉肌醇和手性肌醇以一定比例联合应用是一种有效的降血糖策略。未来还需要进一步针对不同种族、人群进行更大规模、更长随访时间的多中心临床试验,来探索肌肉肌醇和手性肌醇联合应用的最佳配伍方案、肌醇使用的最佳剂量及起始干预时间。

高血压

1. 孕期患高血压如何用药才好？

妊娠高血压综合征是妊娠与血压升高并存的一组疾病，包括妊娠高血压、先兆子痫、子痫、妊娠合并慢性高血压、慢性高血压伴先兆子痫，主要表现为高血压伴或不伴蛋白尿、水肿等，严重者可出现抽搐、昏迷等症状。

首先，怀孕的确可能会引起高血压，一般是在孕 20 周以后出现血压升高，发病原因可能与遗传因素及妊娠期特殊的免疫和生理状态有关。妊娠与血压升高并存的这种状态，在医学上叫作"妊娠高血压综合征"，它包含了一组疾病，有轻度的妊娠高血压，也有严重的先兆子痫、子痫。轻度的妊娠高血压一般会在产后 12 周内恢复正常。但如果怀孕期间不重视监测和控制血压，妊娠高血压可能会进展为先兆子痫，甚至出现子痫，也就是孕妇出现了不能用其他原因解释的抽搐。子痫是妊娠高血压综合征中最严重的一种类型，也是目前导致孕产妇死亡的重要原因之一。所以，当孕妇出现血压升高时一定不能轻视，必要的时候需要借助药物来控制血压。

妊娠高血压综合征的孕妇是否需要进行降压治疗，主要取决于血压水平。根据临床指南，收缩压≥160mmHg 和（或）舒张压≥110mmHg应进行降压治疗；收缩压≥140mmHg和（或）舒张压≥90mmHg建议降压治疗。当然，血压也不是越低越好，因为孕妇血压过低可能会影响胎盘血流灌注，进而会影响胎儿的生长发育，一般建议孕妇收缩压不低于130mmHg，舒张压不低于80mmHg。所以各位准妈妈在孕期一定要注意定期监测血压，尤其是孕中晚期。妊娠高血压综合征是产科常见的并发症，可增加胎盘早剥、胎儿生长受限、死产等风险，严重威胁母婴健康。而适当的降压治疗，可降低孕妇心血管系统、泌尿系统、神经系统等相关并发症，减少子痫风险，同时保护子宫胎盘和胎儿的血循环。因此，在有指征的情况下，孕妇应当使用降压药物，以避免血压持续升高，危害母体和胎儿健康。

与普通高血压病相比，妊娠高血压有其特殊性，在选择降压药物时，除了要考虑控制血压，还应充分考虑药物对母婴的安全性。

那么，治疗妊娠高血压用哪种降压药更安全，对胎儿影响更小呢？表2-2和表2-3列出了妊娠期可以应用的降压药物及妊娠期禁用的降压药物。

表2-2　妊娠期推荐使用的降压药及用法

药物名称	药物用法	妊娠期用药特点
拉贝洛尔	口服、静脉注射、静脉滴注	用于妊娠高血压相对较安全
硝苯地平	口服、紧急时舌下含服	其控释片禁用于妊娠20周以内的孕妇
尼莫地平	口服、静脉滴注	遵医嘱权衡利弊使用

(续表)

药物名称	药物用法	妊娠期用药特点
尼卡地平	口服、静脉滴注	遵医嘱权衡利弊使用
酚妥拉明	静脉滴注	遵医嘱权衡利弊使用
硝酸甘油	静脉滴注	用于合并急性心力衰竭和急性冠状动脉综合征时高血压急症的降压治疗
硝普钠	静脉滴注	用于其他降压药无效的高血压危象孕妇

表 2-3 妊娠期禁止使用的降压药

药物类型	药物举例	妊娠期用药禁忌
血管紧张素转化酶抑制药（ACEI）	卡托普利、依那普利、西拉普利、奎那普利、雷米普等	孕妇吸收 ACEI 可影响胎儿发育，甚至引起胎儿死亡，孕妇禁用
血管紧张素Ⅱ受体阻滞药（ARB）	氯沙坦、缬沙坦、厄贝沙坦、替米沙坦等	孕妇用药可能会引起正在发育的胎儿损伤，甚至死亡，孕妇禁用
其他	复方利血平氨苯蝶啶片（北京降压 0 号）	孕妇禁用

2. 孕期服用降压药，有哪些注意事项？

我们知道，高血压是一种慢性病，患者可能需要长期使用降压药。患上高血压的准妈妈，也可能需要长时间服用降压药，那孕期服用降压药有哪些注意事项呢？在这里，给各位准妈妈做三点提醒。

第一点，遵从医嘱、规律服药。不要随意减少或增加降压药的剂量，更不要随意停药，因为自行停药可能会导致血压发生很大的波动，对准妈妈和胎儿的健康都是非常不利的。

第二点，定期监测血压。定期的血压监测不仅可以了解降压药的疗效，还能根据血压的波动情况及时调整药物剂量，保证准妈妈的血压维持在正常范围。

第三点，预防低血压反应。低血压几乎是所有降压药的不良反应，所以在服药期间，从坐着或躺着的姿势起身时要缓慢，爬楼梯的时候也要小心，防止出现头晕而晕倒，尤其是在刚开始服用降压药或者增加剂量的时候。

3. 妊娠高血压综合征可以预防吗？

因为怀孕本身可能会引起高血压，所以孕前血压正常的女性在怀孕后可能会出现高血压。那么，妊娠高血压综合征可以预防吗？好消息，答案是可以。下面就跟大家分享两个用作预防的药物。

第一个是阿司匹林。对一些存在先兆子痫风险因素的准妈妈，医生可能会推荐口服小剂量的阿司匹林。那小剂量是多少呢？一般是每天50～150毫克，比如我们用的是每片25毫克的阿司匹林，那就是每天2～6片，根据个体情况可以分成1～3次服用。在这里要提醒大家的是，不同品牌的阿司匹林，药品规格可能不同，要看清楚阿司匹林的含量后再用药。

第二个是钙剂。补钙主要针对低钙摄入的人群，也就是每天钙摄入量低于600毫克的人群，推荐这类人群每天口服钙剂1～2克，可起到预防先兆子痫的作用。

当然，是否需要使用药物来预防妊娠高血压综合征，还要请我们的产检医生来评估。

胃肠道疾病

1. 孕期便秘怎么办？先别急着吃药[①]！

由于饮食的精细化、运动量减少及孕酮增多会使肠道蠕动减慢，孕期便秘很常见。

便秘会引起腹痛、腹胀。如果用力排便，还有可能引起子宫收缩，增加早产、流产的风险。因此，便秘的准妈妈往往感到紧张、焦虑、烦躁不安。

孕期"想拉却拉不出"，先别急着吃药！首选以下措施试试看。

- 注意饮食均衡多样化，吃富含膳食纤维的食物，如绿叶蔬菜、新鲜水果、杂粮、豆类、菌菇类，同时还要多喝点水。
- 适量运动，比如散步，这样可以促进肠道蠕动。
- 养成定时排便的习惯，通常在早晨起床或餐后 2 小时可以尝试排便。
- 放松心情，保持身心愉悦。

如果调整以上生活方式措施无效时，可以酌情选用通便药进行治疗。《通便药在妇产科合理应用专家共识》中指出，乳果糖

[①] 引自妇产科通便药合理应用专家委员会. 通便药在妇产科合理应用专家共识 [J]. 中华医学杂志, 2014, 94(46): 3619–3622.

是目前我国治疗孕产期便秘常用的通便药，被美国 FDA 批准用于治疗孕产妇便秘，是世界胃肠病学组织认可的益生元。乳果糖口服溶液 FDA 妊娠分级为 B 级，即妊娠期可以使用。适宜在早餐时一次服用。

对于急性便秘者，短期服用就可恢复规律排便。通常服用 1~2 天就可见效，如果 2~3 天后仍然没有明显的效果，或者便秘症状反复出现，需咨询相关专业医务人员。用药后可能会出现腹胀，一般可能出现在刚开始用药那几天，一般继续用药可消失。

患有妊娠期糖尿病的孕妈妈，也可以安全使用便秘治疗剂量下的乳果糖口服制剂。因为乳果糖口服后在胃肠道几乎不被吸收入血，会以药物原型到达结肠，继而被结肠的菌群分解代谢，刺激结肠蠕动，从而促进排便，缓解便秘的症状，不会影响血糖水平。但是，部分厂家生产的乳果糖口服溶液的辅料可能含有蔗糖、焦糖等，会对血糖造成一定影响，妊娠期糖尿病的准妈妈服用前需要仔细查看说明书中的成分表。

2. 孕期拉肚子可以吃药吗？

因为孕妇属于特殊人群，为避免药物潜在的致畸作用，不建议自行随意使用药物，尤其是孕早期。

腹泻可能由多种原因引起，如感染、消化不良、食物不洁等。孕妇出现腹泻时，要适当多喝水，以补充因腹泻丢失的水分，必要时可饮用淡盐水，同时密切观察胎儿情况是否良好。

腹泻严重时，可尝试使用蒙脱石散等较缓和的抗腹泻药物，如果腹泻持续不能缓解或伴随腹痛、阴道出血等情况时，请及时到医院就诊，在医生指导下进行治疗。

3. 孕期患痔疮怎么办[①]？

痔疮会在妊娠晚期多见或明显加重，对于患有痔疮的妊娠期或产后早期的女性，应优先进行非手术治疗。

调整饮食：摄入足够的膳食纤维和水，多吃蔬菜，少吃辛辣食物。

纠正便秘：妊娠期间肠蠕动减弱，加之孕妇运动量减少，容易发生便秘，必要时可服用乳果糖，慎用开塞露，但禁用硫酸镁，也不应灌肠，以免引起流产或早产。

短期局部外用软膏：如复方角菜酸酯乳膏，慎用含有人工麝香的马应龙痔疮膏。

[①] 引自以下文献：
[1] 中国中西医结合学会大肠肛门病专业委员会. 中国痔病诊疗指南(2020) [J]. 结直肠肛门外科, 2020, 26(5): 15.
[2] 谢幸, 孔北华, 段涛. 妇产科学 [M]. 9版. 北京：人民卫生出版社, 2018.

甲状腺疾病

1. 甲状腺问题会导致流产！如何用药？

孕期发现甲减，可能会影响胎儿的生长发育或导致妊娠高血压、流产等并发症……因此千万不可掉以轻心。甲减全称为甲状腺功能减退，常见症状有乏力、寒冷、耐受不良、便秘和体重增加，妊娠期甲减的这些症状容易被认为是妊娠引起的，常被忽视。甲减分为显性甲减（FSH升高、游离T_4降低）和亚临床甲减（TSH升高、游离T_4正常），还可以分为自身免疫性甲减、药物性甲减、甲状腺手术后甲减、碘治疗后甲减、垂体或下丘脑肿瘤手术后甲减、先天性甲减等。

治疗妊娠期甲减的首选药物是左甲状腺素（L-T_4），它会不会对胎儿有影响呢？

左甲状腺素钠片是一种人工合成的甲状腺素，妊娠分级为A级，妊娠时治疗剂量需要增加20%~30%，用于补充准妈妈身体里不足的甲状腺素，使甲状腺素水平维持在一个正常范围内。有充分证据证明，在孕早期进行的对照研究中未见到对胎儿的损害，是一种比较安全的药物。

2. 甲减妈妈，服用左甲状腺素钠片有讲究

左甲状腺素钠片的半衰期长达 7 天，一般治疗 4~6 周后测定血清 FSH 和 FT_4 以确定是否达到治疗目标。妊娠期起始剂量为 50~100μg/d，尽快增至治疗剂量。妊娠早期促甲状腺素（FSH）正常范围 0.1~2.5mU/L、妊娠中期 TSH 正常范围 0.2~3mU/L、妊娠晚期 TSH 正常范围 0.3~3mU/L。

服药时间：左甲状腺素钠片应于早餐前半小时，空腹将一日剂量一次性用适当液体（如半杯水）送服。

阻碍左甲状腺素钠片吸收的食物和药物：①咖啡、大豆、牛奶等，会影响左甲状腺素钠片的吸收，所以服用时建议用温白开水送服；②含铝、铁的药物和碳酸钙，由于孕期可能会补充铁剂、钙剂，所以要注意服药间隔，最好间隔 2 小时以上；③左甲状腺素钠片降低抗糖尿病药物的降血糖效应，因此，在同使用时应监测血糖水平，由医生或药师适当调整降糖药物（如胰岛素）的用量。

漏服药物怎么办：如果忘记服药，应该尽快补服；如果想起时，已接近下次服药时间，只正常服用下次的药物，不可以一次服两次的药量。

定期监测甲状腺功能，调整剂量：甲减的病情程度会因为孕周、药物吸收水平和用药依从性等产生变化，应定期监测甲状腺功能，由专业医师根据控制目标，调整剂量。

3. 孕期甲减，饮食有特殊要求吗？

孕妇注意膳食结构合理即可，无须特殊控制饮食。影响左甲状腺素在小肠吸收的药物有氢氧化铝、碳酸钙、硫酸亚铁等；咖啡、大豆、牛奶等也会降低甲状腺素在肠道中的吸收，用药期间尽量避免食用。孕期甲减可适量补充钙质、蛋白质和维生素等食物，如适量吃鸡蛋、牛奶、新鲜的蔬菜等，全面补充营养有助于胎儿的发育。应避免吃含有添加剂较多的食物，如方便面等，或刺激类食物，如酒精、咖啡等，以免对胎儿造成影响。此外，也应限制含碘食物的摄入，如海带、紫菜等。

药师提醒：若女性在孕期出现甲减的不适症状，应及时前往医院就诊，根据医生的医嘱进行及时治疗。

4. 甲亢患者怀孕后一定要停药吗？

对于备孕期的甲亢患者，医生经常会叮嘱，最好先控制好病情，等甲状腺功能正常了再怀孕，因为治疗甲亢的药物在孕期的安全性都不是特别高。那么，万一甲亢患者意外怀孕了，怀孕后一定要停药吗？

这个要分两种情况。

第一种情况，我们要到医院对病情进行评估，如果检查结果显示可以暂时停药，那么我们可以停药观察并定期监测指标。

第二种情况，如果检查结果显示仍需用药，那我们千万不能拒绝服药，因为孕期严重甲亢不及时治疗的话，可能会导致孕妇心力衰竭、宝宝智力发育受损等情况，后果比用药更加严重。

那么，如何选择药物呢？

治疗甲亢的药物主要是"小甲"和"小丙"两兄弟。"小甲"是甲巯咪唑，"小丙"是丙硫氧嘧啶。比较来看，"小丙"对胎儿的致畸性相对小一些，因此怀孕的最初3个月可以选择"小丙"。但"小丙"对肝脏的毒性比较大，所以到了孕中后期，过了致畸敏感期以后，建议从"小丙"换成"小甲"。

其他疾病

1. 孕期失眠可以吃安眠药吗？

答案是"不建议"。

孕妇使用镇静催眠药物的安全性缺乏资料，为了避免药物的潜在致畸作用，孕期失眠宜首先考虑非药物治疗，如认知行为治疗、运动或冥想等。

如果确实需要药物治疗失眠，可以在医生的指导下，选择非苯二氮䓬类药物。避免使用苯二氮䓬类药物（如阿普唑仑、氯硝西泮、地西泮、劳拉西泮等）、选择性 5-HT 再摄取抑制药（如氟伏沙明等）及抗组胺药物（如羟嗪、苯海拉明等）。

选择药物治疗需权衡利弊，可同时结合非药物治疗，并注意以下几点：①尽量缩短治疗疗程，以控制症状为主；②尽量采用单药治疗，避免联合用药；③尽量采用小剂量给药。

用药后及第 2 日，患者应谨慎从事需完全警觉（如驾驶）和需四肢协调等工作，并且预防摔倒。

2. 抑郁症患者怀孕了，可以继续服药吗？

答案是肯定的，可以继续服药。但是要对药物的品种进行选择，有些药物在孕期是可以使用的，但有些抗抑郁药物在孕期是绝对不能服用的。这时候就需要患者到精神专科医院对病情进行评估，决定是否需要继续服用药物，另外建议到孕期用药药学门诊咨询药学专家，选择孕期可以安全使用的药物及合适的剂量。

抗抑郁药物品种繁多，常见的抗抑郁药物主要有三环类抗抑郁药、单胺氧化酶抑制药、选择性5-HT再摄取抑制药、选择性去甲肾上腺素再摄取抑制药，以及其他类西药。

孕妇可以使用哪些抗抑郁药物呢？在这里和大家说一下大原则。比如，三环类抗抑郁药物在孕期是不推荐使用的，孕期推荐使用的药物是选择性5-HT再摄取抑制药，但是也并不是说推荐这一类，这一类中的所有药物在孕期均可使用，就好像5-HT再摄取抑制药中的帕罗西汀在孕期就是禁用的。因此，药物具体如何使用一定要到专业医师、药师处就诊决定，不可自行服药、停药及减少或增加药物剂量等，以确保母体、胎儿的安全！

3. 妊娠合并癫痫可以用药吗？

妊娠合并癫痫，先要控制好癫痫，因为癫痫发作对妊娠的影响远超药物造成的影响。要选择对生长、发育或者对孕妇影响最小的药物。目前，新型的抗癫痫药物——第二代、第三代的副作用都比较小，在医生的指导下选用副作用最小的抗癫痫药，选择合适自己的抗癫痫发作的药物，才能在保证安全的前提下把癫痫控制好。

同时，避免药物可能产生的不良反应。研究发现，新型第二代或第三代抗癫痫药物，对癫痫孕妇的影响和胎儿异常的影响基本可以忽略不计，所以一定要在医生的指导下选用合适的抗癫痫药物，控制癫痫发作。

还要吃叶酸片，适合剂量的叶酸片也要在医生的指导下应用。在吃叶酸片和选用合适的抗癫痫药物以后，基本可以保证胎儿的健康。后续也可以哺乳，因为半年内哺乳的获益超过不良反应，所以半年内可以母乳喂养。

下面介绍一下抗癫痫药。

第一代抗癫痫药：目前常用还很多，如卡马西平、苯巴妥、苯妥英钠、丙戊酸钠等。苯二氮䓬类的镇静安眠药，如氯硝西泮、地西泮类药物，也常在临床上应用。

第二代抗癫痫药：加巴喷丁、拉莫三嗪、左乙拉西坦、奥卡西平、普瑞巴林、托吡酯，还有非氨酯类的药物。

第三代抗癫痫药：吡仑帕奈。

4. 妊娠期哮喘，该如何用药？

支气管哮喘是孕妇最常合并的呼吸系统疾病之一。与普通支气管哮喘相比，妊娠期哮喘具有特殊的生理学改变，不论是哮喘控制不佳，还是药物应用不当，都会影响母体或者胎儿的预后。

妊娠期哮喘与非妊娠期哮喘总的治疗原则是相同的。但孕妇是一个特殊群体，妊娠期哮喘的治疗必须兼顾孕妇和胎儿的安全。因此，妊娠期哮喘的治疗在药物选择上更为谨慎。哮喘治疗药物一般分为长期控制性药物和缓解性药物。控制性药物主要用于哮喘的维持治疗，缓解性药物主要用于缓解症状。

哮喘治疗的常用药物有糖皮质激素、β_2肾上腺素受体激动药、抗胆碱能类药物、茶碱类药物等。妊娠期哮喘的常用药是吸入性糖皮质激素；对于妊娠期哮喘急性发作的控制药物，首选吸入性β_2肾上腺素受体激动药。

5. 孕期牙痛，可以吃药缓解吗？

很多准妈妈都因为牙痛苦不堪言，想去治牙，又害怕药物对胎儿有影响。那大家到底该如何应对孕期牙痛呢？

孕期牙痛的药物治疗既要有效，又要考虑药物的安全性。

• 可给予局部抗菌类含漱液，如复方氯己定含漱液（洗必泰）。

• 若患牙在孕期频繁发生感染，可在医生指导下选择妊娠分级B级的抗生素治疗，如青霉素、头孢菌素类药物。

• 对于孕妇来说首选的镇痛药物为对乙酰氨基酚，临床研究及使用经验显示，对乙酰氨基酚是孕期相对最安全的镇痛药物。

建议女性在备孕前进行全面的牙齿检查及必要的治疗，如将有问题的智齿拔除，免除后患。

6. 乙肝患者怀孕了，该如何用药呢？

感染乙型肝炎病毒的女性孕期前应评估疾病严重程度，并判断是否处于免疫耐受期，还是乙肝活动期。对乙肝活动期的女性应做到计划妊娠，孕前评估妊娠的承受能力，决定抗病毒治疗的时机和药物的选择。携带者也要根据病毒载量的高低适度给予抗病毒治疗。

乙肝活动期不仅可导致孕妇出现肝功能衰竭，危及生命，特别是高龄和有妊娠合并症的孕妇更加危险，还可能对胎儿发育造成不良影响。因此，对孕期乙肝活动期的患者应该及时进行抗病毒治疗，使孕妇肝功能迅速恢复，完成足月妊娠，还可降低新生儿感染乙型肝炎病毒的风险。备孕期及孕期抗病毒治疗一般首选替诺福韦酯，也可应用替比夫定，这两个药物都是妊娠分级B级的药物，它们中的任何一种都能有效降低孕妇的病毒水平，无须联合用药。

7. 孕期患上过敏性结膜炎怎么办？

一些准妈妈因为换季或过敏体质，患上了过敏性结膜炎，眼睛痒得难受，如果您不知道该怎么办，可以通过下面的防治结合的方式来应对。

出门尽量佩戴口罩和护目镜。避免揉眼、采取眼部冷敷的方法缓解眼痒不适。还可以使用人工泪液玻璃酸钠滴眼液来稀释冲刷结膜囊内的过敏原，润润眼睛，缓解症状。

如果采取了远离过敏原、冷敷和人工泪液等措施，眼部症状仍然无法缓解，那么这时候可以在医生或药师的指导下，选择一些相对安全的滴眼液，如色甘酸钠滴眼液、依美斯汀滴眼液。

色甘酸钠需要 1～2 周才能充分发挥疗效。如果孕妈可以预估到过敏发生的时机，如花粉季节来临，可以提前 2 周开始用药。

如果效果不理想，还可以选择抗组胺的依美斯汀滴眼液进行治疗。

滴眼后闭眼几秒有助于眼局部组织的吸收，同时为了减少药物的全身吸收，滴眼药水后，可按压内眼角的鼻根泪囊区 1 分钟。

准妈妈们应谨慎使用糖皮质激素类滴眼液，避免使用血管收缩剂和减充血剂类的滴眼液。切记千万不要自行用药！

8. 孕期反复患湿疹该怎么办？

妊娠期湿疹、妊娠痒疹、妊娠期瘙痒性毛囊炎，三者因为有共同的临床特征，都被归为妊娠期特应性皮炎。特应性皮炎是一种非常常见的皮肤病，由于孕期体内激素水平和免疫系统的微妙改变，孕妇更容易患有该病，妊娠后症状也容易加重。

怀孕期间，很多准妈妈们怕影响到孩子，宁可自己难受忍一忍，也不愿意用药。这样的想法可以理解，但并不可取。建议大家到医院就诊，医生会为您选择恰当的药物，既可以缓解疾病带来的痛苦也不会影响孩子的生长发育。因此，在这里对妊娠期间备受湿疹折磨的女性做 4 点用药提醒：①湿疹的基础治疗要以外用润肤剂为主，润肤剂不仅能阻止水分蒸发，还能修复受损的皮肤，减弱外源性不良因素的刺激；②对于轻度湿疹，使用保湿润肤剂可以缓解症状，甚至达到治愈；③如果局部没有渗出，也可以使用炉甘石洗剂，由于该药品比较容易沉淀，使用前一定要先摇匀；④对于中至重度湿疹，需要在医务人员指导下，酌情少量使用弱效或中效的外用糖皮质激素进行治疗。

9. 孕期尿路感染，能用药吗？

孕期尿路感染严重可影响母婴健康，导致母体羊膜炎、贫血，甚至败血症；胎儿低体重、早产，甚至死产。因此，不能轻视，更不能随意用药治疗。

尿路感染分为多种类型，如单纯性尿路感染、复杂性尿路感染等，治疗方法不能一概而论。应到医院由专业的医师为您进行相关检查，并进行细菌培养及体外药敏试验。根据疾病类型、严重程度和药敏结果，选择合适的药物、给药途径及疗程。切记不能随意去药店购药擅自服用，因为有些药物可能会对胎儿产生不良影响，如左氧氟沙星，可能影响胎儿软骨发育。

10. 孕期幽门螺杆菌感染怎么办？

幽门螺杆菌（helicobacter pylori，HP）、吹气试验、^{13}C、^{14}C、四联治疗等。这些词一旦与备孕期、孕期的女性相关，就会有很多的顾虑，治还是不治，怎么治呢？

首先，我国 HP 感染是非常常见的，感染率超过 50%，因此怀孕和 HP 并存也是常见的。这时候不用太过焦虑，和大家说一下总的原则：如果备孕期发现 HP 感染且有症状，可先治疗再考虑怀孕；如果孕期发现 HP 阳性，但是没有症状，可以在哺乳结束后再治疗。

11. 孕期患了带状疱疹，又痒又痛，可以用药吗？

带状疱疹是由水痘 - 带状疱疹病毒（varicella-zoster virus, VZV）引起的病毒感染性疾病，临床主要给予抗病毒治疗和缓解疼痛的对症治疗。但孕期用药需要谨慎。

抗病毒治疗：如果不严重，由于带状疱疹的自限性，通常不建议用抗病毒药物治疗；如果严重，建议使用阿昔洛韦进行抗病毒治疗。阿昔洛韦在 FDA 妊娠分级为 B 级，目前的研究尚未观察到该药有增加胎儿出生缺陷的风险，所以口服阿昔洛韦进行抗病毒治疗对孕妇和胎儿来说比较安全。

缓解疼痛：目前，缓解带状疱疹引起的疼痛的药物都无明确证据适用于妊娠期。

由于带状疱疹本身会增加孕期各种并发症发生的机会，以及对胎儿可能存在潜在影响，因此请患者到专业的皮肤科或妇产科医院就诊。

12. "脚气"来袭，准妈妈该怎么办？

"脚气"即"足癣"，是由皮肤癣菌引起的足部浅表皮肤真菌感染。足癣非常常见，而且复发率高，超 50% 的患者因瘙痒而影响睡眠和正常生活。

足癣的治疗目标是清除病原菌，快速解除症状，防止复发，限制感染播散至身体其他部位或传染给他人。局部外用抗真菌治疗是首选的治疗方式。但很多治疗足癣的外用药物上写着"孕妇慎用"。对于这样的药，还能给准妈妈用吗？

慎用≠不能用：一些治疗足癣的局部抗真菌药物的 FDA 妊娠分级是 C 级，甚至 B 级，虽然药品说明书标记"孕妇慎用"，但在药师或者医生的指导下，是可以合理、安全使用的。

理论上讲，局部抗真菌药物在局部应用后，药物吸收很少，很难通过皮肤吸收入血进而影响全身或透过胎盘影响胎儿。

孕妇治疗推荐：①足癣可选择局部抗真菌药物，如克霉唑乳膏（B级）、咪康唑乳膏（C级）；②孕期应避免口服抗真菌药物。目前足癣治疗常用的口服药物有特比萘芬、伊曲康唑等，如果遇到需要口服给药等全身治疗的情况，如灰指甲，应在分娩后再考虑接受系统治疗。

健康建议：①足癣容易复发或再感染，预防感染和复发很关键；②穿透气性好的鞋袜；③注意卫生，保持鞋袜、足部、脚趾间清洁干燥，不与他人共用日常生活物品，如指甲刀、鞋袜、浴盆和毛巾等；④同时治疗其他家庭成员、宠物的癣病。

13. 患霉菌性阴道炎，可以用药吗？

答案是可以用药！

"霉菌性阴道炎"是大众通俗的说法，这个疾病的学名叫"外阴阴道假丝酵母菌病"（vulvovaginal candidiasis，VVC）。对于有症状的孕期 VVC，治疗的主要目的是控制和缓解症状，用药的原则是阴道局部用药，避免口服药物。美国疾病控制与预防中心和 FDA 推荐孕期可以使用的药物是克霉唑的阴道制剂，FDA 对克霉唑外用或阴道用制剂的妊娠安全性分级为 B 级。克霉唑阴道片的常用方法是阴道给药，睡前 1 片（0.5g）。

注意：孕妇请不要使用克霉唑产品包装内的投药器进行给药操作。

14. 患上灰指甲可以用口服药吗？

有患者问我，说她之前患上了灰指甲，正在进行药物治疗，现在突然发现怀孕了不知道该怎么办，这个孩子能要吗？如果孩子能要，还能继续接受药物治疗吗？

对于这种情况，建议先去药学门诊对已经使用的药物做一个妊娠期的用药风险评估，临床药师会根据药物的性质、使用药物的途径（口服还是外用）、使用的剂量、频次和时间，再结合孕周来综合评估一下您所用的药物对胎儿的影响有多大。

灰指甲一般由真菌所致，所以又称甲真菌病，治疗时通常采用抗真菌药进行口服或者局部治疗。虽然孕早期口服抗真菌药未观察到严重畸形发生率增加，但观察到口服这些抗真菌药会导致流产率增加，所以建议孕期患者、备孕患者停止口服抗真菌药治疗灰指甲。

局部外用抗真菌药吸收入血的药量很少，不会对胎儿造成伤害，故可以使用外用药物进行局部治疗，制霉菌素、克霉唑和咪康唑是治疗局部真菌感染的首选药物。所以得了灰指甲,又发现怀孕了,要先把口服抗真菌药停掉,到药学门诊做个妊娠期用药的风险评估,让药师帮您调整一下药物治疗方案,以确保胎儿的安全。

疫　苗

1. 孕期接种流感疫苗问答

Q：流感疫苗的种类有哪些？

A：流感疫苗主要是灭活疫苗，包括三价疫苗和四价疫苗。还有减毒活疫苗，比如最近上市的鼻喷减毒活疫苗。孕期使用减毒活疫苗的安全性仍存疑，故不建议孕妇接种减毒活疫苗，宜选择流感灭活疫苗。

Q：流感灭活疫苗孕期使用安全吗？

A：安全。对于流感疫苗在孕期的安全性，国外研究比较充分。美国疫苗不良事件报告系统、美国疾病控制与预防中心、美国妇产科医师协会等机构均肯定了流感灭活疫苗在妊娠期的安全性。WHO流感疫苗立场文件（2012）、中国疾病预防控制中心发布的《中国流感疫苗预防接种技术指南（2023—2024）》中均将孕妇列为流感灭活疫苗的适用接种对象。

Q：在孕期的什么时候可以打流感疫苗？孕早期也可以吗？

A：孕早期、中期和晚期都可以接种流感灭活疫苗。

Q：孕妇打流感疫苗能有哪些益处？

A：对母体的益处是保护孕妇，减少罹患流感和发生并发症的风险；对胎儿的益处是，孕妈妈身体里产生的抗流感特异性抗体可以通过胎盘传递给宝宝，减少宝宝发生流感和相关并发症的风险。

Q：疫苗的最佳接种时间是什么时候？

A：整个流感季节都可以接种流感疫苗。由于流感季节通常为 10 月至次年 5 月，因此疫苗接种的理想时间为 9 月、10 月，以便在流感流行季节获得全程保护作用。

Q：打了流感疫苗，就一劳永逸了吗？

A：首先，流感疫苗的保护率不是 100%，还需要在生活中勤洗手、勤通风，做好个人卫生防护工作。其次，流感疫苗的保护作用通常只维持 6~8 个月，且流感病毒易于突变，因此每年流感疫苗的毒株配方都有区别，流感疫苗也需要每年接种。

2. 准妈妈可以接种 HPV 疫苗吗[①]？

不推荐孕期女性预防性接种 HPV 疫苗。

- 近期备孕者不推荐接种 HPV 疫苗，建议推迟至哺乳期后再行接种。
- 正在接种 HPV 疫苗者，建议在完成最后一剂接种 2 个月内尽量避免受孕。
- 若 HPV 疫苗接种期间意外怀孕，应停止未完成剂次的接种，推迟至分娩后再行补充接种。
- 若妊娠期间已完成接种，则无须干预。

[①] 引自《人乳头瘤病毒疫苗临床应用中国专家共识（2021 年）》。

3. 准妈妈能接种狂犬疫苗吗？

孕妇被猫狗抓伤或咬伤，需不需要接种狂犬疫苗，接种的话会不会影响宝宝健康呢？

猫和狗是最常见的导致狂犬病的两种动物，被猫或狗抓伤或咬伤是一定要打狂犬疫苗的。因为狂犬病毒的危害非常大，一旦确认感染狂犬病毒，病死率几乎是100%。就算是已经打过疫苗的猫狗，也不能完全排除风险。而且狂犬病只能防不能治，等出现症状再治疗，就来不及了。所以被猫、狗抓伤或咬伤后一定要及时去医院打疫苗。

另外，狂犬疫苗是一种灭活疫苗，国内外大量研究已经表明接种狂犬疫苗不会影响宝宝的发育，也不增加早产、流产风险，所以不必担心影响宝宝健康。

最后再提醒一下，被猫、狗抓伤或咬伤以后，先自行按以下步骤处理：①及时用肥皂水和清水交替冲洗伤口20分钟，避免伤口感染；②尽快去医院，最好是24小时内进行第一针狂犬疫苗的接种，并完成后续剂次的全程接种。

4. 准妈妈注意了，这几种疫苗不能打！

下面给大家介绍一下，怀孕后哪些疫苗一定不能打。

第一类，麻腮风疫苗（全称"麻疹腮腺炎风疹联合减毒活疫苗"），也就是预防麻疹、流行性腮腺炎和风疹的疫苗。因为麻腮风疫苗是减毒活疫苗，即丧失了致病力，但仍保留一定剩余毒力的疫苗。所以孕期接种还是有潜在的感染母体和胎儿的风险，而一旦母体感染风疹病毒，宝宝也可能会出现严重的出生缺陷。所以建议接种麻腮风疫苗至少3个月以后再备孕。

　　第二类，水痘疫苗。水痘疫苗也是减毒活疫苗，孕期接种也有感染母体和胎儿的风险，因此也不建议接种。最好在接种3个月以后再备孕。

　　在此有非常重要的一点要提醒大家，麻腮风疫苗和水痘疫苗因为是减毒活疫苗，理论上存在影响胎儿的可能性，所以我们建议大家孕期不要接种。但是并没有证据表明孕期接种这两种疫苗一定会对胎儿产生影响，所以，如果孕妈妈们无意中接种了这两种疫苗，千万不要轻易选择流产。

补充剂

1. 孕酮低，需要用药保胎吗？

"医生，我的孕酮那么低怎么办？是不是要做保胎治疗？"这是很多准妈妈，尤其是刚怀孕的准妈妈在看到检查结果后，都关心的问题，因为她们很担心孕酮低会导致流产。

孕酮低≠先兆流产：孕酮是一种有利于受精卵在子宫里生长和维持妊娠的激素。孕10周前主要由卵巢黄体分泌，孕10周以后主要由胎盘分泌，到孕12周黄体退化，分泌孕酮的功能由胎盘取代。

孕早期，卵巢释放孕酮是脉冲式的，就是一会儿高，一会儿低，波动较大。即便同一个人在同一天的不同时间点抽血检测，孕酮的浓度也会不同，相差5~10倍的都有。

正是因为孕酮水平的这种不确定性，孕酮才不是孕期胎儿发育监测和预测流产的可靠指标。

不建议孕期反复查孕酮，更不能看见孕酮低了就使用黄体酮等孕酮类药物。

不要盲目补充黄体酮等孕酮药物：目前认为，流产，特别是孕早期流产，50%的原因是胚胎染色体异常，也没有证据支持常规在孕早期、孕中期补充孕激素可以减少流产的发生。这就好比，种子（胚胎）本身有异常，施再多的肥（孕酮），也无法长出好庄稼（健康宝宝）。

准妈妈如果孕酮低，需要由专业医生根据你现在的症状、既往的孕产史、血清 hCG 变化、B 超监测的情况，综合判断是否需要补充黄体酮等孕激素药物来进行保胎。

2. 孕期补充叶酸的正确方式

准妈妈们可能从各种途径了解到补充叶酸在孕期非常重要，但不清楚叶酸该从什么时候开始吃、吃多少、吃多久等。

(1) 叶酸何时开始补？

备孕期和孕期补充叶酸的目的，主要是为了预防胎儿神经管缺陷。人类的胚胎神经管在受孕后第 21 天开始闭合，至第 28 天完成闭合。由于胚胎神经管开始闭合时许多人还没有意识到自己已经怀孕，所以如果发现怀孕后才开始增补叶酸，其实已经错过了预防神经管缺陷的最佳时机。

因此为了预防胎儿神经管缺陷，建议从可能怀孕或孕前至少 3 个月开始补充。

(2) 每天要补多少叶酸？

一般每日补充 0.4～0.8mg 的小剂量叶酸即可。对于曾经有过神经管缺陷生育史或其他高危因素的女性，补充叶酸的剂量还要因人而异。

叶酸不是补充得越多越好。一旦过量，也可能带来一些负面影响，如影响微量元素锌的吸收等。有些人误买 5mg 规格的叶酸作为补充剂，长时间服用很容易造成叶酸过量。

(3) 叶酸要吃到什么时候呢？

至少补充到妊娠3个月时。一部分人需要在孕期全程补充叶酸，但不是每个人必需的。

3. 想提高免疫力，"天然保健品"可以吃吗？

不建议自行购买、服用保健品。

有些准妈妈为了提高免疫力，除了服用叶酸以外，还想购买保健品补充其他的营养素。其实，自行在网上购买保健品的行为不可取。首先，孕期用药或服用保健品应以医生、药师的建议为主，不能盲目使用；其次，应选择正规、合法的网络平台购买保健品，注意药品验收，如外观有无破损、药品名称、生产单位、生产日期、有效期等。

4. 除了叶酸，孕期还需关注这种维生素！

巨幼红细胞贫血多数由于叶酸缺乏，少数由于维生素B_{12}缺乏，在我国山西、陕西和河南等地区高发。

近年来，由于人们生活水平提高，以及逐渐认识到孕期增补叶酸的重要性，叶酸缺乏导致的巨幼红细胞贫血已逐步减少，但是大众对于维生素B_{12}缺乏也会导致巨幼红细胞贫血还比较陌生。

其实，叶酸和维生素B_{12}缺乏都会引起DNA合成障碍，从而导致巨幼红细胞贫血。维生素 B_{12} 缺乏还可引起神经精神异常，比如对称性肢体麻木、走路的步态不稳、味觉、嗅觉降低、抑郁、失眠、记忆力下降等。

维生素 B_{12} 缺乏主要因消化系统疾病或者长期素食引起，解决的方法包括积极治疗原发病，如胃肠道疾病、自身免疫病等，或者服用维生素 B_{12} 或者甲钴胺直至血常规检查恢复正常。

5. 孕期，你补维生素 D 了吗？

维生素 D 是一种脂溶性维生素，它不仅是促进身体钙吸收的好帮手，还参与了免疫调节等。如果孕妈妈缺乏维生素 D，不仅影响母体钙质吸收和宝宝的骨骼发育，还容易发生妊娠高血压、妊娠期糖尿病等妊娠合并症。最近的研究还认为，维生素 D 缺乏与习惯性流产也有一定关联。所以，孕期不要忘了补充维生素 D！

(1) 如何知道是否存在维生素 D 不足？

血清 25 羟基维生素 D 水平检测已被公认为反映体内维生素 D 状态的最合理指标。建议妊娠和哺乳期女性进行该项检测。指南认为，血清中的 25- 羟基维生素 D 水平在 30ng/ml 以上为正常；在 20~30ng/ml 为维生素 D 不足；<20ng/ml 为维生素 D 缺乏。

(2) 孕妈妈需要补充多少维生素 D？

《中国居民膳食营养素参考摄入量》建议，孕期每日维生素 D 摄入量为 10μg（400U），不要超过 50μg/d（2000U）。注意，有的维生素 D 制剂上标识的是国际单位（U），换算方法是 1μg=40U。

(3) 维生素 D 的药物选择

维生素 D 有许多种类，因为维生素 D_3 与人体天然合成的维生素 D 的种类一致，一般推荐使用维生素 D_3 制剂。

(4) 补充维生素 D 要适量

维生素 D 补充过量会引起中毒。因此合理补充还要注意以下几点：①某些钙补充剂、复合维生素产品中添加了维生素 D，请注意成分和剂量，避免同时服用多种营养补充剂，造成维生素 D 过量；②如果出现高钙血症和高钙尿症、意识模糊、多尿、烦渴、厌食、呕吐和肌无力等症状，需及时停药就医；③建议准妈妈定期检测血清 25- 羟基维生素 D 水平，以评估维生素 D 是否缺乏、是否补充过量。

6. 维生素 A，补过量容易致畸！

都说孕期女性像重点保护的"大熊猫"，怀孕后除了"吃吃吃"就是"补补补"。曾有一位准爸爸拿了一兜儿维生素来咨询怎么给老婆吃，说现在是一人吃两人补，得多补点。

孕期维生素补得越多真的越好吗？答案当然是否定的，有一种维生素，补过量会有大问题。它就是维生素 A！

准妈妈如果超量服用维生素 A，胎儿出现面部畸形、心血管缺陷、神经系统异常等风险大大增加，后果非常严重。曾经就有准妈妈因为长期过量服用维生素 A 导致宝宝在 4 个月的时候被查出面部畸形，不得不引产的真实案例。因此，孕期维生素A千万不能补过量。

那么，怎么保证不超量呢？

首先，保证母体和胎儿的维生素A需求，饮食来源的维生素A就足够了，比如每天吃适量菠菜、胡萝卜、红薯即可，不需要额外补充。

其次，如果确实查出维生素A缺乏，需要额外补充，那我们要遵医嘱服用。每天最多不能超过3000μg（10 000U）。

最后，大家都非常关心的一个问题是，现在吃的复合维生素中含有维生素A怎么办？别担心，市面上的复合维生素中，维生素A含量大概在1200μg（4000U），在安全范围内。但切记不要同时服用多种含维生素A的保健品，以免超量。

7. 维生素B₁₂缺乏，为什么用治疗周围神经病的药[①]？

有些孕妇到医院就诊后医生开了甲钴胺片，拿到药后看着说明书上写着用于治疗"周围神经病"，再仔细确认了药方上"维生素B₁₂缺乏"的诊断，不禁产生了疑惑，这是我的药吗？

---

① 引自以下文献：

[1] 李敏,陈超阳,陈哲晖,等.钴胺素代谢及其不同形式的临床应用[J].中华实用儿科临床杂志,2020,35(09):716-720.

[2] 胡斌,臧璞,郭展宏,等.维生素B₁₂与糖尿病的相关性研究进展[J].医学研究生学报,2019,32(03):303-306.

[3] 祝海.维生素B₁₂和甲钴胺有区别吗[J].江苏卫生保健,2018(01):31.

没有错，甲钴胺其实是维生素 B_{12} 的一种体内活化形式，异同点见表 2-4。

维生素 B_{12} 又称钴胺素，是一类含钴的水溶性化合物的总称，包括氰钴胺、甲钴胺、羟钴胺和腺苷钴胺。其中，甲钴胺和腺苷钴胺是钴胺素在体内的活化形式。

表 2-4 维生素 B_{12} 和甲钴胺的异同点

类 别	维生素 B_{12}	甲钴胺
适应证	巨幼红细胞性贫血	周围神经病
主要成分	氰钴胺	甲钴胺
药理	在体内转化为甲钴胺和辅酶 B_{12} 产生活性	内源性辅酶 B_{12}
常规用法	25~100μg/d	每天 3 次，每次 0.5mg

治疗维生素 B_{12} 缺乏引起的巨幼红细胞性贫血，维生素 B_{12} 和甲钴胺效果相当，可以互相替代

治疗周围神经病变，甲钴胺效果优于维生素 B_{12}

一般健康成年人维生素 B_{12} 需要量为 2.4μg/d（肉类食物含维生素 B_{12}），当维生素 B_{12} 缺乏（＜148pmol/L）时，可以口服维生素 B_{12}（或甲钴胺）1mg/d，然后 125~250μg/d 维持。

小贴士

有文献报道，怀孕时维生素 B_{12} 缺乏与妊娠期糖尿病、胰岛素抵抗及肥胖等代谢性疾病密切相关。另外，二甲双胍的剂量和疗程与血清维生素 B_{12} 的水平密切相关，糖尿病患者服用二甲双胍 4 个月即可导致维生素 B_{12} 浓度显著降低 57pmol/L。2017 年美国糖尿病协会指南已建议对二甲双胍治疗的患者进行维生素 B_{12} 水平的定期检测，特别是那些患有周围神经病变的患者。

8. 孕期到底要不要补 DHA[①] ？

DHA 即二十二碳六烯酸，跟 EPA（二十碳五烯酸），同属于 ω-3 长链多不饱和脂肪酸。很多准妈妈从不同渠道听说 DHA 被称为"脑黄金"，孕期是否可以补充 DHA 也是众多准妈妈关心的话题。

(1) DHA 有什么作用？

DHA 是构成细胞膜（尤其是视网膜、脑和精子）磷脂的成分。有一些研究表明，孕期摄入 DHA 可以促进神经发育，降低早产率，减少孕期先兆子痫的发生，还可能减少胎儿出生后的过敏/特应性疾病的发生。

但也有一些研究发现，孕期补充 DHA，与安慰剂或者没有补充 DHA 相比，宝宝的发育情况（认知、注意力、行为、视觉、

[①] 引自《妊娠期的鱼类摄入和海洋性 ω-3 长链多不饱和脂肪酸的补充》。

语言、听觉、运动）没有差异。

也就是说，孕妇是否需要额外补充DHA制剂，目前的研究结论没有达成一致。因此，在各个国家的产科和儿科的临床指南中并没有推荐常规服用DHA制剂。

(2) 额外补充了DHA制剂会有坏处吗？

目前还没有孕期补充DHA有害的报道。但是大剂量服用会有出血风险。另外，可能还有一些如恶心等胃肠道不适的副作用。因此，对于孕期额外补充DHA制剂，不反对，不推荐。

(3) 膳食中可以获取DHA吗？

深海鱼类（包括有鳍鱼类和有壳水生动物）是DHA和EPA的主要膳食来源，比如三文鱼、鲱鱼、凤尾鱼、牡蛎等。

美国FDA和环保署的公告推荐，每周食用2~3份富含DHA的鱼类，是DHA的最佳获取途径，并且鱼类和其他海产品还可以提供潜在有益的蛋白质、维生素和硒。

9. 钙，你补对了吗？

钙是人体不可缺少的微量元素，也是孕期胎儿生长发育的关键元素。孕期缺钙可能会出现小腿抽筋、关节疼痛、牙齿松动、长期缺钙，甚至可能导致妊娠高血压，并且可能引起胎儿生长发育迟缓，影响胎儿大脑发育。所以孕期补钙应引起高度重视。但不少准妈妈补钙一段时间后发现缺钙的症状并没有得到明显改善，这可能是由于补钙的方法不对。

根据中国营养学会《中国居民膳食营养素参考摄入量》推荐，

孕妇每日钙膳食：孕早期（妊娠未达 14 周）800mg，孕中、晚期（第 14 周以后）及哺乳期 1000mg 以满足孕期钙的需要。所以，应该尽可能从富含钙的食物中获取充足的钙，但是当饮食中钙摄入不足时就需要给予钙剂的补充，孕期补钙时需要注意以下几个方面。

补钙的频次要少量多次：选择小剂量钙片，少量多次，每天分 3 次服用，比一次大量补钙吸收效果更好。

选择补钙的最佳时间：怀孕前 3 个月，正常饮食，坚持喝牛奶、晒太阳就够了，不需要额外补充。怀孕 14 周开始，宝宝越来越大，食物里的钙就不够用了，每天则需要额外补充 600mg 的钙元素，普通钙片，一片含 300mg 钙元素，一天吃 2 片就行。血液中钙浓度在夜间和凌晨最低，骨骼对钙的吸收力度最大，所以每天晚上睡前补钙是最佳时间，白天补钙最好在餐后 1 小时进行，有利于钙的吸收。

注意钙剂不要与铁剂同时服用：铁和钙剂之间可能会发生相互影响，阻碍铁剂吸收，可以间隔 2 小时后服用。

补钙的同时补充维生素 D：在服用钙的同时补充维生素 D，有助于钙的吸收，并且多晒太阳可以促进维生素 D 在体内的合成。

平时多吃含钙丰富的食物：如牛奶、虾皮、海带、芝麻、豆制品等。

补钙的同时尽量避免吃草酸含量高的蔬菜：草酸成分会与补充的钙相结合，导致钙沉淀无法吸收。富含草酸的蔬菜，如菠菜、韭菜等。

每个人的体质不同，孕期补钙也要因人而异，不能盲目，补钙前最好咨询医生或者药师。

10. 五花八门的补钙产品，如何选择呢[①]？

无论是怀孕的准妈妈、出生后的小宝宝、预防骨质疏松的女性，都需要通过额外服用钙剂进行补钙。市场上补钙产品五花八门，该如何选择呢？

钙剂分类：钙制剂按照成分，一般分为无机酸钙、有机酸钙和有机钙。

- 无机酸钙含钙量高，但水溶性差，溶解吸收需要胃酸参与。最常见的是碳酸钙产品。
- 有机酸钙（离子型有机钙）的钙含量较低，但水溶性好，溶解吸收不需要胃酸参与。最常见的是醋酸钙、葡萄糖酸钙产品。
- 有机钙（分子型有机钙），氨基酸螯合钙。

从四个方面选择：选择钙剂，主要从含钙量、胃肠道刺激程度、溶解性、吸收率四个方面来综合评价。常见钙剂的参数见表2-5。

[①] 引自《"志玲博士"帮你越过儿童用药的28个雷区》。

表 2-5 常见钙剂的参数

种类	钙剂	含钙量（%）	水溶性	肠道吸收率（%）	特点
无机酸钙	碳酸钙	40	不溶	39	对胃有一定刺激性，可引起胀气、便秘等不良反应
	磷酸氢钙	23.3	难溶		
有机酸钙	葡萄糖酸钙	9	可溶	27	
	柠檬酸钙	21.1	易溶	30	
	乳酸钙	13	可溶	32	
	醋酸钙	24.3	可溶	32	
有机钙	氨基酸螯合钙	27.5	易溶	80～90	直接通过小肠绒毛吸收，降低了肠胃负担

很多人纠结是选碳酸钙、醋酸钙还是柠檬酸钙，其实很简单，如果你胃肠功能没问题，你可以选碳酸钙，因为它的钙含量高，吸收也好。如果你平常胃肠功能比较弱，容易消化不良、胃胀、便秘，那么你可以选醋酸钙、柠檬酸钙，对胃肠道的刺激小些。

人体对钙的吸收，受到许多因素的影响，如自身钙的缺乏状况、饮食习惯、年龄、激素水平等，每个人对钙的吸收和需求各不同，因此不必过分强调和纠结于钙剂产品所标示的吸收率。

如果是给宝宝补钙，要选择口感、水溶性较好的钙剂。也要考虑剂型，滴剂、颗粒剂、口服液比较适合婴幼儿。

11. 为什么怀孕后出现疲劳、失眠、脱发、皮肤干燥、口角炎？

以上这些都是孕期贫血的临床表现。我国约 20% 的孕妇会发生贫血，其中 95% 为缺铁性贫血。铁是生命体不可缺少的必需元素，在人体中参与氧的转运和利用。食物中的铁由于吸收率有限，若不给予铁剂治疗，80% 的女性在足月临产时，骨髓内储存的铁可能会耗尽，正常饮食补铁需要 2 年才能补足每次妊娠丢失的铁。

贫血对母体和胎儿均会产生许多不良影响，包括流产、早产、低出生体重等，围术期死亡、产后抑郁，对婴幼儿大脑发育也会产生不可逆的影响。口服铁剂因其服用方便、相对经济安全，是缺铁性贫血患者的首要选择。

传统口服铁剂一般叫某某亚铁，分为无机铁和有机铁，共同特点是以亚铁离子形式吸收，参与形成血红蛋白。无机铁主要有硫酸亚铁，它会刺激胃肠道，且存在很大的铁锈味；有机铁主要有琥珀酸亚铁、富马酸亚铁、葡萄糖酸亚铁等，和无机铁相比胃肠道的刺激小。此类药物最好在进餐时或餐后服用，并且避免与浓茶同服，茶水中的鞣质会影响铁的吸收。有些人用药后大便颜色会变黑，这是正常现象，请放心用药。

新一代口服铁剂——多糖铁复合物与前两代相比，不良反应更小，吸收效果更好，每日仅需服用 1 次，也不受胃酸和食物的影响，不会刺激胃肠道，尤其适用于孕产妇。

孕产妇贫血比较常见且危害大，是世界各国重点关注的公共卫生问题。有研究报道，孕产妇血红蛋白增加 10g/L 能降低孕妇 29% 的死亡危险。由此可知，孕产妇贫血预防与控制的重要性和紧迫性。

12. 蔗糖也能补铁？

蔗糖铁注射液，一般呈深褐色，可用于治疗缺铁性贫血。

每 5ml 注射液含有 1.6g 蔗糖和 100mg 铁，非共价键结合的蔗糖分子包围着氢氧化铁，形成水溶性复合物。静脉注射后，蔗糖铁解离为铁和蔗糖，铁和转铁蛋白结合转运到各靶细胞，蔗糖铁的结构与生理状态下的铁蛋白的结构非常相似，所以过敏反应较少，而且这种结构的生物利用度更高，在临床主要应用于不能耐受口服铁剂或口服铁剂无效者的患者。

蔗糖铁的主要不良反应有注射部位疼痛、嘴里有金属味、头痛、胃部不适等。另外需要注意的是，口服铁剂和注射铁剂不建议同时使用，注射铁剂应在有处理过敏反应设施的医院，由有经验的医务人员操作。

13. 孕期科学补铁那些事

怀孕后，孕妈妈对铁的生理需求量增加，比月经期高 3 倍，且随孕期进展，孕中、晚期需要摄入元素铁30mg/d。孕期铁缺乏和缺铁性贫血对母体、胎儿和新生儿均会造成近期和远期的不良影响。对铁缺乏和轻至中度贫血的准妈妈，在改善饮食结构、进食富含铁的食物基础上，口服铁剂是常见的治疗方法。

铁剂的品种选择：目前有许多种口服铁剂，如硫酸亚铁、琥珀酸亚铁、多糖铁复合物、蛋白琥珀酸铁、右旋糖酐铁、富马酸亚铁等。大多数情况下，这些铁剂都是同等有效的，没有确切的证据表明这些制剂中哪一种比其他制剂更有效。

合理饮食，才能最大限度地提高铁吸收：①水果、土豆、绿叶蔬菜、菜花、胡萝卜和白菜等含维生素C的食物可促进铁吸收；②牛奶及奶制品、谷物及谷物麸皮、高精面粉、豆类、坚果、茶、咖啡、可可、富含草酸的蔬菜（菠菜、竹笋、苋菜等）会抑制铁吸收，应当避免同时食用。

服用时间：①铁剂在餐前服用吸收会更好，但是胃肠道刺激较重，因此建议在餐时或餐后服用，以减轻胃肠道刺激，但要避免一些干扰铁吸收的食物成分；②不同的制剂品种，服用时间也有所差别，比如蛋白琥珀酸铁说明书就建议餐前服用；③建议服用铁剂时，与维生素C共同服用，以增加吸收率；④准妈妈可能会补钙，补钙与补铁的时间，最好错开至少1小时。

铁剂要服多久：定期复查血常规及血清铁水平，以评估疗效；治疗至血红蛋白恢复正常后，应在医生或药师指导下，继续口服铁剂3~6个月或至产后3个月，以恢复铁储备。

药师提醒：孕期贫血除了缺铁性贫血，也有其他原因导致的贫血，因此需要在医生或药师的指导下明确诊断、对症治疗，切勿自行盲目补铁。

其他困扰

1. 孕妇能做雾化吸入吗？

雾化吸入因为局部治疗效果好，全身副作用小，越来越被患者广泛接受。那么，孕妇可以做雾化吸入吗？

药物对胎儿有没有影响，不仅取决于药物本身和用药剂量，还与给药方式密切相关。雾化吸入是一种通过呼吸道将药物送入肺部的给药方式，即通过将液体药物转化为细小颗粒的雾化剂，使其能够被患者吸入到呼吸道中，再通过肺部吸收进入血液循环。对于呼吸道疾病，通过雾化吸入，药物可以更迅速地达到治疗部位，并且在局部治疗部位具有很高的药物浓度，起到很好的治疗效果。同时因为吸收进入全身血液循环的药量很少，所以对整个身体的不良影响很小。此外，雾化吸入还可以减少一些口服药物可能引起的胃肠道不良反应。

孕妇可以使用雾化治疗，因为药物吸收进入全身血液循环的量很少，所以对胎儿影响很小，甚至没有影响。例如布地奈德口服和直肠用制剂在美国 FDA 的妊娠用药分级为 C 级，但布地奈德的喷雾制剂却为 B 级。由此可见，条件允许的雾化吸入对孕妇和胎儿是有利的。虽然雾化吸入对胎儿和孕妇是有利的，但雾化吸入对药物、雾化器的操作有严格的要求，所以孕妇在接受雾化治疗之前，应咨询医生或药师，以确保安全有效地进行雾化吸入治疗。

2. 饮酒后发现怀孕了怎么办？

家庭聚餐、朋友相邀、工作饭局，总少不了推杯换盏。有很多人在不知道自己怀孕的情况下喝了酒，甚至有喝醉的情况，那么饮酒后发现怀孕了，这个宝宝还能要吗？

酒精有害，但孕早期少量饮酒不是终止妊娠的指征。酒精在孕期的各个阶段都可能对胎儿造成伤害，如流产、胎儿发育不良、胎儿酒精综合征等。大量证据表明，血液中的酒精浓度是决定酒精对胎儿有害程度的关键因素，中至大剂量的酒精可以导致胎儿畸形，但孕早期少量饮酒不是终止妊娠的指征。如果偶尔一次喝了酒，后续应该完全禁酒，并及时到医院做专业的妊娠风险评估。

所以孕期戒酒是最安全的选择，许多指南都建议在孕期完全禁酒。对于任何正在备孕或者可能怀孕的女性来说，禁止饮酒是最稳妥的做法。

3. 准妈妈可以吃含咖啡因的食物吗[1]？

咖啡因存在于许多食物和饮料中，如咖啡、茶、巧克力、奶

---

[1] 引自《咖啡因对女性生育结局的影响》。

茶、可乐等，也可能被添加到一些软饮料和大多数"能量"饮料中。这些食物往往受到很多人的喜爱，但准妈妈能吃吗？

摄入过量的咖啡因，会导致胎心率加速、低出生体重风险、早产、流产等不良妊娠结局。

准妈妈咖啡因摄入量较高（超过300mg/d）时，常常与不良生育结局有关，但摄入量较低时的影响尚不清楚。早期研究认为，摄入较低水平的咖啡因几乎没有影响，后续研究报道结果并不一致。

指南对孕期使用咖啡因的建议一般是限制用量，而不是戒除。欧洲食物安全局、英国国家卫生局、美国妇产科医师协会，都把妊娠期咖啡因总摄入量限制在200mg/d以内。

食物中咖啡因的含量，根据其来源（咖啡、茶、巧克力、软饮料）、分量大小（如杯子的尺寸）、冲泡方法（对于咖啡和茶而言）及品牌而不同。

市面上有些奶茶含有过量的咖啡因，甚至可以达到每杯含咖啡因400mg。

另外，含咖啡因的饮料中同时也可能含有其他可能影响健康的成分。比如，非乳制咖啡伴侣中含有部分氢化油，大量摄入时可成为反式脂肪酸的重要膳食来源，后者可能对生育产生独立的不良影响。反式脂肪酸可干扰ω-3脂肪酸的去饱和及延长，而ω-3脂肪酸对于预防心脏疾病和其他一些可能的妊娠并发症十分重要。

对于准妈妈来说，含咖啡因的食物可以吃，但要克制，需要注意摄入量和成分！

4. 怀孕了，到底能不能做 X 线检查？

"照了 X 线后，发现怀孕了，孩子能不能要？"

"怀孕了，上周去看牙，照了 X 线，会不会影响宝宝？"

怀孕后，准妈妈们去趟医院总是心惊胆战的，总担心检查对宝宝有影响，尤其是有辐射的 X 线。

孕 4 周之前如果接受了 X 线照射，按照国际上公认的孕早期"全"或"无"的理论，要么自然流产，要么自然正常生长。所以不要太过担心。

虽然如此，为了避免自然流产的情况发生，备孕中的夫妻，在照 X 线之前应先排除怀孕。

怀孕的第 8~15 周是对辐射的敏感期，这段时间如果接触到超高剂量辐射（20rad），胎儿畸形或精神发育迟缓的风险会增加。

注意：不超过 5rad 的剂量不会增加胎儿畸形或流产的概率。

5. 害怕"辐射"，检查怎么办？

很多准妈妈在不知道自己怀孕的情况下，做了磁共振、X 线和 CT，在得知自己怀孕后对此担心不已。那么，这些检查到底辐射量有多少，又会对宝宝有什么影响呢？

辐射分为非电离辐射和电离辐射。

非电离辐射有 MRI：MRI 是将人体置于特殊的磁场中，将吸收能量释放出来，被体外的接收器记录，经电子计算机处理获得图像，不需要注射造影剂也无电离辐射，是安全的。孕早期也就是孕期最初的 3 个月，是器官形成的关键时期，在这一时期胎儿对各种因素都很敏感。一般主张这一时期最好不要做 MRI。当然，目前尚无任何报道和科学研究表明 MRI 在这一时期影响胎儿的生长发育，而且国外一些发达的医院或实验室经常会用 MRI 来观察胎儿的成长，因此，即使做过 MRI 的也不必过于担心。

电离辐射有 X 线和 CT： 我们常说离开剂量谈危害都是耍流氓，这是因为电离辐射只有超过一定的剂量，才会对人体产生损伤。那么这个剂量到底多大呢？辐射剂量的单位为 mGy。辐射剂量低于 50mGy，不会对胎儿产生生长受限、畸形、流产和智力障碍等不良影响。单次 X 线或 CT 检查时，胎儿可能接收到的辐射剂量为 5mGy 左右。因此，单次 X 线（四肢、颈椎、腹部和腰椎 X 线）和 CT（头部、颈部或胸部 CT）几乎不会对胎儿造成损害。但以 ^{18}F-PET/CT 全身显影检查为代表的一些高剂量检查还是要小心，由于每种检查对胎儿的具体辐射量均不一样，安全性还需专业人员进行更进一步的专业评估。

总之，X 线及 CT 对孕妇均存在一定的辐射作用，不过普通的检查均在安全范围内，并不会对胎儿产生不良影响。当然，为了安全起见，孕期应先选择 B 超、MRI 等较为安全的检查方式，对于 X 线及 CT，要在专业人士的指导下认真权衡利弊再做决定。

哺乳与宝宝照护篇

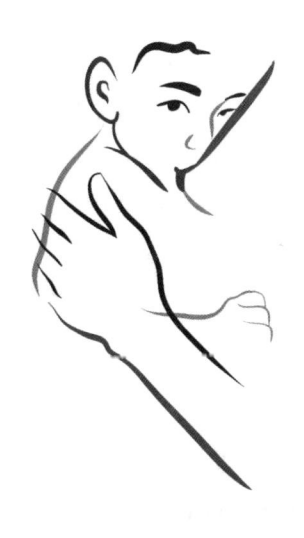

哺 乳

1. 这些用药原则，让宝妈哺乳期不踩雷！

母乳对婴幼儿成长发育的显著益处已被大量研究证实，但哺乳期用药也是许多宝妈面临的问题。尽管本着"非必要时，尽量避免使用药物"的原则，但还是有很多情况是需要服药治疗的"必要时"。大多数药物进入乳汁的量相当低，仅有少数药物转运到乳汁后，可以达到对婴儿有临床意义的剂量。用药就中止哺乳的简单粗暴做法，也会带来因停止母乳喂养影响宝宝发育的风险。因此，掌握以下哺乳期用药原则，让妈妈好，宝宝也好。

选择合适的药物：①选择半衰期短的药物，在说明书内一般可以找到药物半衰期，一般5~6个半衰期，药物可从体内基本清除；②选择疗效确切、单一成分的药物，避免复方成分的制剂，避免缺乏哺乳期安全性研究的中成药；③选择安全性相对较高的药物，哺乳期用药安全等级目前没有官方的分级，一般普遍采用美国儿科学教授 Thomas W. Hale 提出的 L 分级，将哺乳期用药按其危险性分为 L_1~L_5 五个等级，L_1 和 L_2 级别的药物一般认为对乳汁作用很小，不影响继续母乳喂养。

选择合适的用药方式：在不影响疗效的前提下，应该首选外用药等局部制剂，次选口服药或静脉用药，以减少药物对乳汁的影响。尽量选择普通剂型，避免使用缓、控释片。

选择合适的服药时间：建议宝妈在哺乳后或婴儿长时间睡觉前用药，则可在喂奶的时候避开较高的血药浓度，减少婴儿的药物暴露。

2. 停药后多久可以继续哺乳[①]？

哺乳期妈妈用药时，有些药物可能会分泌到乳汁中，所以在用药期间需要停止哺乳。那么，停药后多久后可以继续哺乳呢？

一般情况下，药物在妈妈体内经过一些时间就会被代谢掉，多数在停药后 5~6 个药物半衰期，药物几乎完全从体内消除（图 3-1）。

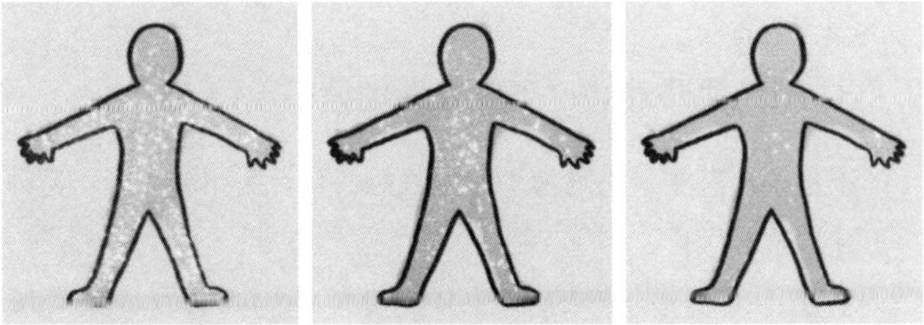

| 刚用药时 | 停药一段时间后 | 停药 5~6 个药物半衰期后 |

图 3-1　药物在体内的代谢情况

[①] 秦博，陈诚，黄银，等. 哺乳期乳腺炎患者的用药与哺乳 [J]. 医药导报，2020, 39(1): 47–50.

哺乳期妈妈使用药物以后，可以根据药品说明书上的药物半衰期初步判断体内的药物剩余量。不过每个人的情况不同，药物半衰期也可能有差异。

另外，如果是影响婴儿生长发育的药物，应该延长或暂停哺乳的时间。

小知识

- 药物半衰期：指药物在体内代谢掉 1/2 需要的时间。每个药品的半衰期是不一样的，有的可能几小时，有的要几天。在经过 6 个半衰期后，血药浓度计算下来小于 2%，这时对宝宝的影响几乎可以忽略。举个例子，半衰期 1 小时的药物，经过 6 小时以后基本代谢完；而半衰期为 1 天的药物，需要经过 6 天。

3. 哺乳期防涨奶，可以吃蒲地蓝吗？

不建议。有些孕妈妈为了防止涨奶，自行服用蒲地蓝。药师并不建议这么做！

涨奶，主要是由于乳汁过多或宝宝吃奶少等，导致乳腺管内乳汁淤积，引起乳房发胀并伴随疼痛的现象。如果不及时处理可能会引发哺乳期乳腺炎，导致乳房疼痛、高热、哺乳困难。

预防涨奶，应尽可能避免导致乳汁淤积的情况发生，如早开奶、采取正确的哺乳方式、哺乳间隔不要太长、做好乳房保健等。

而蒲地蓝是中成药，主要成分为蒲公英、苦地丁、板蓝根、黄芩，其作用是清热解毒、抗炎消肿，在临床上主要用于治疗上呼吸道感染的症状，如咽炎、扁桃体炎、腮腺炎等。

目前没有相关证据证明，蒲地蓝具有防涨奶的作用，而且也没有蒲地蓝在乳汁中分泌及对乳儿有影响的相关研究。因此，不建议仅为了预防涨奶而服用蒲地蓝。

如果已经发生了涨奶，可采用乳房按摩、使用吸乳器、热冷敷交替等方式缓解。但如果涨奶严重，就要及时就医，以免引发乳腺炎，影响正常哺乳。

4. 哺乳期能不能吃拉贝洛尔片？

拉贝洛尔片对婴儿有害的证据很少，研究的数量也比较有限。文献报道婴儿从乳汁中获取的拉贝洛尔剂量是母体剂量的 0.2%～0.6%。一般情况下，婴儿相对获取剂量在 10% 以下的大多数药物是比较安全的，因此，哺乳期可以服用本药，但要监测婴儿是否出现困倦、嗜睡、面色苍白、喂养困难、体重增加等。

5. 孕期和哺乳期可以做幽门螺杆菌尿素呼气试验吗[①]？

尿素呼气试验是目前临床检测幽门螺杆菌（HP）最常用的方法。被检测者口服核素（^{13}C 或 ^{14}C）标记的尿素后，通过收集被检测者呼出气体中核素标记的 CO_2，即可判断是否存在 HP 感染（图 3-2）。

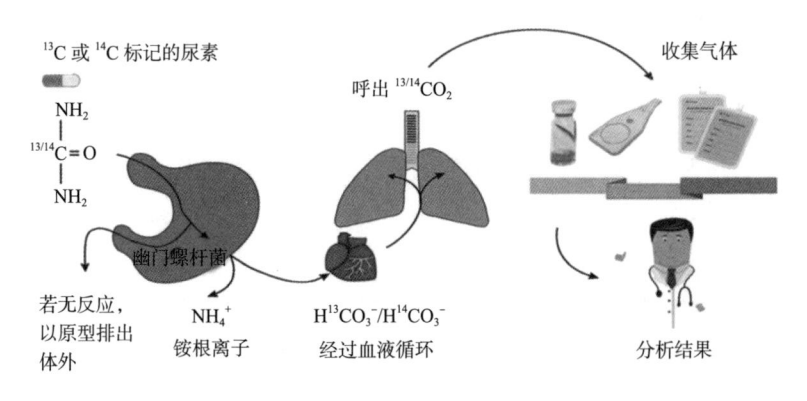

图 3-2 尿素呼气试验原理

^{13}C 或 ^{14}C 的准确性无显著区别，其中 ^{13}C 是稳定的碳核素，无放射性，进行 ^{13}C 试验时，需要在服药前和服药后 30 分钟两个时间点分别采集同一例被检测者呼出的气体进行检测，可用于妊娠期和哺乳期。

^{14}C 是碳的不稳定核素，具有一定的放射性，其辐射剂量约为我国规定的公众个人年有效剂量限值的 1/630，对环境、被检

[①] 引自《幽门螺杆菌 - 尿素呼气试验临床应用专家共识（2020 年）》。

测者和操作者几乎无辐射影响，但是不推荐用于孕期和哺乳期。

6. 哺乳期有脚癣，可以涂酮康唑乳膏和咪康唑乳膏吗？

能，但不要一起用。

首先，两个药都是抗真菌药，对治疗脚癣都有效，二选一即可，不需要两个药一起用。

其次，研究表明，酮康唑口服给药时，婴儿从乳汁中吸收的剂量（按体重）只有妈妈口服剂量的0.3%。而外用涂在妈妈脚上，进入血中的量是极少的，经乳汁被婴儿吸收的就更少，因此对宝宝是较安全的。

咪康唑局部外用时，只有很少一部分（0.1%）吸收入全身，并且没有药物经乳汁导致婴儿不良反应的报道。因此，哺乳期局部外用这两种药都是较安全的。

最后，要注意的是，药物需要在有效期内使用，如果用药部位有灼烧感、红肿等情况应立即停药，并将局部药物洗净，必要时向医师或临床药师咨询。

7. 使用造影剂进行影像检查后还能哺乳吗[①]？

影像学检查是疾病的重要诊断方法。不少哺乳期宝妈生病

[①] 引自《妊娠期和哺乳期女性的诊断性影像学检查》。

后，可能会需要做增强 CT 或增强 MRI 检查。出于对宝宝安全的考虑，不少妈妈会担心使用造影剂会影响哺乳？

对于哺乳期宝妈来说，绝大部分造影剂都是安全的。做 CT、MRI 检查用的造影剂一般是碘化造影剂、钆造影剂。

碘化造影剂：碘化造影剂的口服生物利用度较低，且静脉用碘化造影剂进入母乳中的量也非常低，因此哺乳期婴儿吸收的碘量极少。据估计，哺乳婴儿吸收的碘化造影剂小于母体剂量的 0.01%。

钆造影剂：其在人母乳中的含量非常低，且婴儿肠道不能充分吸收；目前未报道经过钆造影剂检查后，母乳喂养对婴儿具有不良影响。据估计，哺乳婴儿吸收的钆造影剂的剂量小于母体剂量的 0.000 4%。

美国放射学会（American College of Radiology，ACR）针对哺乳期女性应用造影剂的声明中提出，女性在接受造影剂检查后进行母乳喂养是安全的。由此看来，使用造影剂检查后，不需要中断哺乳。

建议：如果需要做 CT/MRI 增强的哺乳期宝妈担心造影剂理论上的不良反应，或者宝宝存在过敏风险，宝妈们可在应用造影剂前泵取乳汁，并将影像学检查后 24 小时内的乳汁挤出丢弃，这也是多数造影剂生产商在其说明书中建议的。

宝宝照护

1. 发热宝宝如何合理使用退热药[①]？

天气冷了，发热的宝宝就多了起来，这让很多爸爸妈妈揪心不已。对于退热药，家长们可能会有很多疑问，下面让药师来详细科普一下宝宝退热药的合理使用。

婴幼儿体温调节系统发育尚未完善，体温调节功能较差，发热是一种较为常见的现象。宝宝发热时，宜首选物理降温方法，如头部冷湿敷、温水擦拭或温水浴等，并及时补充水分。

（1）宝宝发热可以服用哪些退热药？

对≥2月龄、肛温≥39.0℃（口温38.5℃，腋温38.2℃），或因发热导致不舒适和情绪低落的发热儿童，应给予退热药物；推荐应用对乙酰氨基酚或布洛芬。不推荐对乙酰氨基酚与布洛芬联合或交替使用。

对乙酰氨基酚适用于2月龄以上的宝宝，布洛芬适用于6月龄以上的宝宝。两种药物都有适合婴幼儿使用的滴剂和混悬液剂型，对婴幼儿相对安全。

使用时应注意根据药品说明书，按照宝宝的年龄和体重选择

[①] 引自解热镇痛药在儿童发热对症治疗中的合理用药专家共识[J]. 中华实用儿科临床杂志, 2020, 35(03): 161–169.

相应的剂量，两次给药间隔不得少于 6 小时。

宝宝发热时使用退热药的主要目标是减轻发热所致的不适，让宝宝感觉舒服一些，而不是单纯恢复到正常体温。虽然对乙酰氨基酚与布洛芬联合使用较单一用药降低体温的度数略多一点，但没有显著的意义，不能提高宝宝的舒适程度，而且两药联合使用还会增加药物不良反应的风险。因此，各国儿童退热药使用指南均不推荐两药联合或交替用于退热治疗。

(2) 吃了退热药不久，体温又上去了，该怎么办？

宝宝发热就像烧开水，病毒感染等病因是烧水的炉火，退热药是加入壶中的一瓢凉水，只能暂时降温，等服用一次的药效过去了，体温又升上去，是正常的现象。服了退热药，一般服用后 30~60 分钟起效；对乙酰氨基酚作用维持时间是 4~6 小时，布洛芬是 6~8 小时。

如果孩子精神状态不错，则距上次服用退热药间隔 6 小时再给孩子用一次退热药；如果体温没有下降（比如口服退热药后 2 小时，体温仍然在 39~40℃或以上）或者精神状态也不好了，需要及时就医，排除一些严重的疾病情况，如脑炎、肺炎等。

2. 宝宝腹泻，能喝口服补液盐吗？

腹泻时，大量的水和电解质会随着便便一起排出体外。而宝宝本身对水的需求量大，更易导致严重的后果！

因此，宝宝腹泻时，服用口服补液盐预防和治疗脱水是必要的。服用口服补液盐时应注意以下几点。

- 宝宝腹泻时，认准口服补液盐Ⅲ。因为它与口服补液盐Ⅰ和Ⅱ相比，减少了钠和葡萄糖的浓度，渗透压更低，不仅能预防和治疗轻度、中度脱水，还能减少腹泻粪便量和呕吐发生率。
- 婴幼儿在服用口服补液盐时，应当少量多次给予，直到喂够所需剂量；如果宝宝出现呕吐，可以停几分钟之后再慢慢喂。
- 使用口服补液盐时，以温开水溶解，不要直接服用药物粉末，也不要用牛奶或果汁等其他液体代替水来溶解药物。
- 口服补液盐仅用于预防和治疗腹泻引起的轻至中度脱水，严重脱水或应用口服补液盐后失水症状无明显改善者，可能需要改为静脉补液，请及时就医。

3. 宝宝牙神经坏了，是孕期没吃叶酸的原因吗？

小孩子牙神经坏死与母亲孕期是否补充叶酸没有必然关联，多由后天因素造成，请至专业口腔医院进行诊断治疗。

孕期补充叶酸的主要目的是预防神经管缺陷。神经管缺陷，又称神经管畸形，是由于胚胎发育早期神经管闭合不全所引起的一类先天缺陷。这类缺陷一旦发生，引起的危害主要是无脑、脊柱裂和脑膨出，导致死胎、死产或无法治愈的终身残疾。

4. 强弱有别，宝宝使用外用激素要小心

网上曾曝光一起使用含激素面霜致"大头娃娃"的事件，据查，涉事面霜产品中含有氯倍他索丙酸酯，该成分为超强效外用

糖皮质激素。这个新闻可能会让本就担心激素的宝爸宝妈们更加抗拒激素。外用糖皮质激素效力强弱有别，科学选用很关键！

外用激素通常指外用糖皮质激素，具有抗炎、抗过敏、止痒及减少渗出等作用，是一类重要的皮肤科外用药物。对于宝宝中、重度湿疹等皮肤病，合理选用外用激素是首选的治疗方式。

临床上一般将外用糖皮质激素分为超强效、强效、中效和弱效四类。

婴幼儿、儿童尽量选择弱效和中效激素。市面上常见的弱效外用糖皮质激素主要有0.05%醋酸地塞米松软膏、0.01%氟轻松乳膏、0.025%曲安奈德乳膏、0.05%地奈德乳膏、0.5%醋酸泼尼松软膏等；中效的有0.1%糠酸莫米松乳膏、0.1%丁酸氢化可的松软膏、0.05%丙酸氟替卡松乳膏等。12岁以下的儿童连续使用中效激素尽量不超过2周。

注意，外用糖皮质激素的强弱除了跟激素的种类有关，还需要看剂型和浓度。

看剂型：不同剂型对激素强度也有影响。一般软膏剂由于辅料中加入促渗剂或角质松解剂等，会提高激素的强度。如0.1%糠酸莫米松软膏为强效激素，而乳膏和洗剂为中效激素。

看浓度：同一药物，一般浓度越高强度越高。如0.1%、0.05%、0.025%、0.01%氟轻松乳膏分别是超强效、强效、中效、弱效激素。

如果您无法判断买到的外用激素药膏的强弱，请向专业的药师或医生咨询。

5. 宝宝需要补充维生素 D 吗？

需要补充。婴幼儿补充维生素 D 可预防维生素 D 缺乏性佝偻病。因为母乳及配方奶中的维生素 D 含量有限，因此，婴儿出生后应尽早开始补充维生素 D 400～800 U/d，在不同地区和季节可适当调整剂量。

早产儿、低出生体重儿及多胎儿等高危人群，生后即应补充维生素 D 800～1000U/d，连用 3 个月后改为 400～800U/d。该补充量包括食物、日光照射、维生素 D 制剂的含量。

宝宝在生长发育过程中，会一直需要维生素 D。对于补充维生素 D 的年龄标准没有硬性要求，可根据个人情况而定。

此外，因为维生素 D 是脂溶性的，有蓄积中毒的可能，因此，在给宝宝服用维生素 D 时家长们应注意控制剂量。

6. 婴儿维生素 D 缺乏怎么补[①]？

充足的维生素 D 对于婴幼儿骨骼发育、神经肌肉系统、免疫系统、细胞组织分化与代谢和健康至关重要。

维生素 D 缺乏一般呈慢性过程，早期表现为维生素 D 不足（30～50nmol/L），之后进入维生素 D 缺乏（<30nmol/L）阶段。

---

① 引自以下文献：

[1] 中华预防医学会儿童保健分会. 中国儿童维生素 A、维生素 D 临床应用专家共识 [J]. 中国儿童保健杂志, 2021, 29(1): 131–138.

[2] 李津鸿. 25- 羟基维生素 D 检测方法及临床应用的研究进展 [J]. 临床检验杂志 (电子版), 2017, 6(3): 631–632.

维生素 D 在体内转化成 25(OH)D 形式储存，25(OH)D 的半衰期可达 3 周左右，每天固定剂量口服，约需要 3 个多月才能达到稳定的维生素 D 水平。维生素 D 缺乏的婴儿建议使用大剂量维生素 D（2000U/d），以快速达到目标水平，治疗 3 个月后，评估治疗反应，达标之后再小剂量（400U/d）维持。

小贴士

- 维生素 D 缺乏的防治措施：①户外活动 1~2 小时 / 天，注意防晒；②多吃含钙丰富的食品；③补充维生素 D 制剂。
- 维生素 D 中毒：血清 25- 羟基维生素 D＞200nmol/L 为中毒剂量。

7. 如何给宝宝选鱼肝油、维生素 AD、维生素 D？

市面上富含维生素 D 的药品或保健品很多，主要是鱼肝油、维生素 AD、维生素 D，经常有新手爸妈困惑，到底该给宝宝选哪种维生素 D 补充剂呢？

鱼肝油：天然鱼肝油从深海鱼类的肝脏中提取，主要含有维生素 A 和维生素 D，一般维生素 A 与维生素 D 的比例为 10∶1。但是，这种维生素 A 和维生素 D 配比不符合婴幼儿营养的需要量，长期服用天然鱼肝油，可能会造成维生素 D 摄入不够或维生素 A 摄入超标的风险（维生素 A 补过头了，可能会中毒）。另外，有些宝宝还可能对天然鱼肝油中的某些致敏成分过敏，这类宝宝也不能使用天然鱼肝油。

维生素AD：有时候也被称作"鱼肝油"，但实际上，其成分是人工合成的维生素A和维生素D，相比天然鱼肝油，维生素A与维生素D的剂量更准确，一般维生素A：维生素D的比例为3:1，如有维生素A/维生素D_3为1800U/600U的剂型，也有维生素A/维生素D_3为1500U/500U的剂型。

《中国儿童维生素A、维生素D临床应用专家共识（2024年）》建议出生1周内后应及时补充维生素A 1500U/d、维生素D 400~800U/d。对于饮食、营养不均衡的宝宝，如宝宝不喜欢吃深色蔬菜、鸡蛋、奶和动物肝脏，可能存在维生素A不足，建议在医生或药师的指导下服用维生素AD制剂，同时补充维生素A和维生素D。

维生素D：单纯的维生素D制剂也有许多种类，主要是维生素D_2和维生素D_3。因为维生素D_3跟人体天然合成的维生素D的种类一致，一般推荐使用维生素D_3制剂。

对于每日摄入奶量正常，妈妈营养状况良好，或者日常饮食比较均衡的宝宝，一般可以从配方奶、鸡蛋、动物肝脏、富含维生素A的深色果蔬中摄取到足量的维生素A，因此只需补充维生素D即可。

8. 益生菌，吃对了还是浪费了？

宝宝遇上腹泻、消化不良等问题，医生常常会开益生菌一类的药物进行治疗。益生菌不同于一般的药品，使用方法不正确，就不能发挥相应的作用，起不到治疗效果。

益生菌是指给予一定数量、能够对宿主健康产生有益作用的活的微生物。目前国内使用的益生菌有 20 余种，主要有双歧杆菌、乳杆菌、酪酸梭菌、布拉酵母菌、肠球菌、地衣芽孢杆菌和蜡样芽孢杆菌等。

与其他药物合用时，要注意错开时间服用：①与抗菌药物联用时，益生菌药物为活的微生物，应避免与抗生素同时服用，以免影响疗效。若需同时应用，宜加大益生菌的剂量或错开服药时间，最好间隔 2~3 小时以上。布拉酵母菌、酪酸梭菌和芽胞杆菌制剂对抗生素不敏感，可以与抗生素同时使用。②与蒙脱石散合用时，对于腹泻的儿童，可能会遇到蒙脱石散和益生菌联合使用的情况。蒙脱石散可吸附肠道中的细菌，为避免活的益生菌也被吸附，两个药物最好间隔 1~2 小时。如果需要同时服用益生菌、蒙脱石散、抗菌药物，建议服药顺序是：先服用抗菌药物，起到杀灭"坏菌"（病原菌）的作用；再用蒙脱石散，起到吸附各种细菌及产生的毒素；最后使用益生菌制剂，恢复肠道的正常菌群。三种药物之间间隔不低于 1 小时。

服用方式：过烫的水会杀死益生菌，降低益生菌的效果。所以冲调益生菌宜使用温水，水温最好不超过 40℃。大部分益生菌可以跟牛奶、果汁一起服用，不会影响效果。

注意辅料成分：有的益生菌散剂的辅料中含脱脂奶粉、全脂奶粉、乳糖等成分。对奶粉过敏的宝宝，在腹泻期间应避开含有脱脂乳粉、全脂奶粉的益生菌；乳糖不耐受的宝宝需避开含有乳糖的益生菌。

保存方式：除地衣芽孢杆菌、酪酸梭菌、凝结芽孢杆菌、枯草杆菌等制剂可常温保存外，大部分益生菌制剂需低温保存（2～8℃），注意避光、密封。所以在购买时，请咨询药师或者仔细阅读说明书。

益生菌产品打开包装后应尽快服用，长期暴露在空气中，活菌易失去活性。

9. 宝宝多补 DHA，就会越聪明吗[1]？

很多宝爸宝妈都认为"DHA 补充得越多，宝宝就越聪明"，其实这是一个误区。DHA 属于 ω-3 长链多不饱和脂肪酸，是脂肪的一种，是大脑、视网膜和红细胞膜的磷脂组成成分，它们存在于母乳中，一般的牛奶中没有。目前，没有证据表明额外补充 DHA 会影响孩子的智商。对于母乳喂养的足月婴儿，吃母乳就够了，不需要额外补充 DHA。需要额外补充 DHA 的情况如下。

足月儿，母乳不够：首先需要重点保障母亲的 DHA 摄入，每日摄入 DHA 不少于 200mg。可通过每周吃 2～3 餐鱼，且 1 餐以上为脂肪含量较高的海产鱼，每天 1 个鸡蛋来达到补充的效果。

无法母乳喂养：应用含 DHA 的配方奶粉，其中 DHA 含量应为总脂肪的 0.2%～0.5%。

---

[1] 引自《"志玲博士"帮你越过儿童用药的 28 个雷区》《母乳喂养对婴儿的益处》《早产儿母乳及早产儿配方奶的营养成分》。

早产儿：具体补充需要咨询专业的医生或药师。美国儿科学会建议，出生体重不足 1kg 的早产儿，每千克体重每日 DHA 摄入量≥21mg；出生体重不足 1.5kg 的早产儿，每千克体重每日 DHA 摄入量≥18mg。

相 关 图 书 推 荐

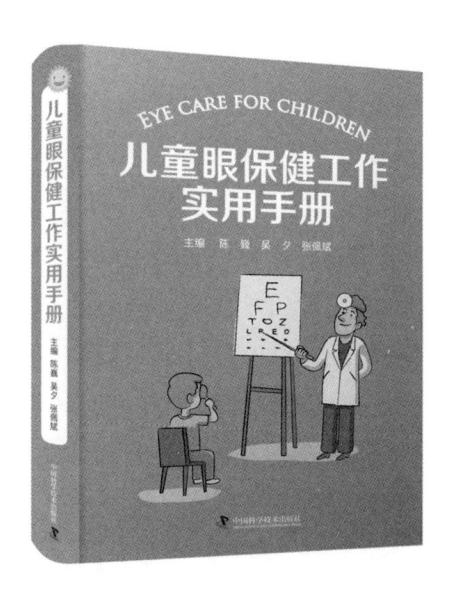

主编 陈 巍 吴 夕 张佩斌
定价 58.00 元

本书编者根据自身多年工作实践经验，结合国家卫生健康委员会对儿童眼保健工作的相关要求，对儿童眼保健的内容及方法进行了细致的介绍。全书分9章，系统阐述了儿童眼保健工作的基本理论和相关知识。开篇先详细介绍了眼病筛查技术、不同年龄儿童眼保健内容和不同医疗保健机构分级诊疗及管理，方便各级眼保健工作者参照开展工作及对眼保健工作进行管理。接下来简要介绍了眼保健工作所需的眼科基础知识及常见眼病的诊疗原则，方便眼保健工作者和小儿眼科医生掌握基本理论，提高眼保健工作质量，然后详细讲解了儿童验光配镜和视觉训练，为开展这两项工作的眼保健专科提供参考。此外，书中还专门介绍了儿童眼保健的健康教育内容和方法。本书内容系统，语言通俗，图片丰富，可为各级医疗保健机构儿童眼保健和小儿眼科医生日常工作提供借鉴参考，也可供儿童保健医生、幼儿园保健医生和儿童家长阅读。

相关图书推荐

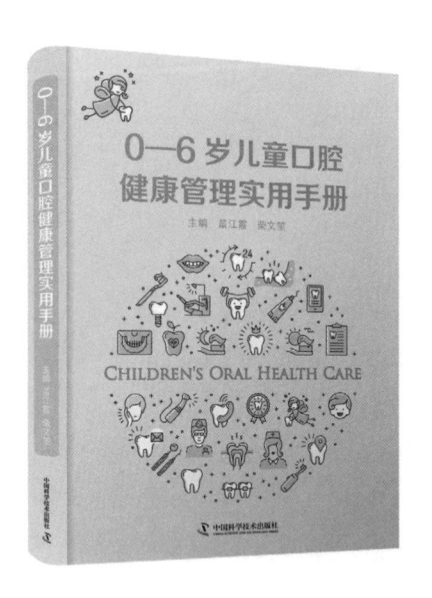

主编　苗江霞　荣文笙
定价　48.00 元

口腔健康是全身健康的一部分，儿童时期是人的一生中身心发育的重要阶段，口腔健康不仅影响儿童的咀嚼、发音及颌面部发育等生理功能，还会影响到儿童的心理发育。编者结合自身 20 余年的工作实践经验，同时参考国内外儿童口腔健康管理的相关知识，编写了本书。本书以 0—6 岁儿童口腔健康管理为主要内容，分 3 章，介绍了 0—6 岁儿童牙齿、牙列及颌面部发育规律的基础知识，常见口腔疾病的形成、发展和特点，儿童营养、行为特征及其对口腔疾病的影响等基本知识，口腔疾病预防控制的措施，以及落实措施所应掌握的具体技能、操作步骤等内容。然后，结合自身工作实践经验，阐述了如何利用妇幼保健网络形成各阶段儿童口腔管理的流程，以期通过对儿童口腔健康相关人员的管理，将口腔健康干预措施落实到 0—6 岁儿童个体及群体中，从而达到提高儿童口腔健康的目的。本书内容系统、图文并茂、易学易用，既可作为规范业务工作、方便同行交流学习的指导手册，也可供口腔健康管理相关人员开展工作时阅读参考。